Voraussetzungen,
Gefahren

Reisemedizinisch
relevante Erkrankungen

Impfungen

Expositionsprophylaxe,
Nahrungsmittelhygiene

Anhang

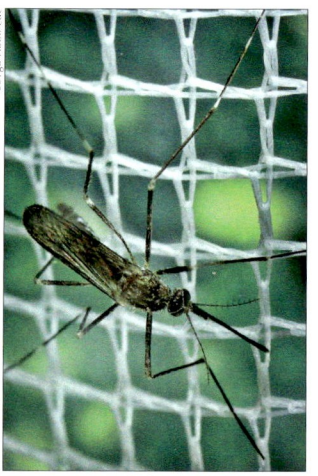

Reise Know-How im Internet

Aktuelle Reisetipps und Neuigkeiten
Ergänzungen nach Redaktionsschluss
Büchershop und Sonderangebote

www.reise-know-how.de
info@reise-know-how.de

Wir freuen uns über Anregung und Kritik.

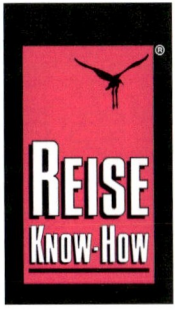

Thomas Ruhstorfer
Gesundheitshandbuch für Fernreisen

„Der Mensch hat dreierlei Wege,
klug zu handeln: erstens durch Nachdenken,
zweitens durch Nachahmen, das ist der Leichteste,
und drittens durch Erfahrung, das ist der Bitterste."
Konfuzius

Impressum

Thomas Ruhstorfer
Gesundheitshandbuch für Fernreisen
erschienen im
REISE KNOW-HOW Verlag Peter Rump GmbH, Bielefeld
Osnabrücker Straße 79, 33649 Bielefeld

Herausgeber: Klaus Werner

© Peter Rump
1. Auflage 2008

Gestaltung

Umschlag: G. Pawlak, P. Rump (Layout), K. Werner (Realisierung)
Inhalt: G. Pawlak (Layout), K. Werner (Realisierung)
Fotos: siehe Bildnachweis S. 160

Druck und Bindung

J. P. Himmer GmbH & Co. KG, Augsburg

ISBN 978-3-8317-1745-3
Printed in Germany

Dieses Buch ist erhältlich in jeder Buchhandlung Deutschlands, Österreichs, der Schweiz, Belgiens und der Niederlande. Bitte informieren Sie Ihren Buchhändler über folgende Bezugsadressen:

Deutschland
Prolit GmbH, Postfach 9, D-35461 Fernwald (Annerod)
sowie alle Barsortimente
Schweiz
AVA-buch 2000, Postfach 27, CH-8910 Affoltern
Österreich
Mohr Morawa Buchvertrieb GmbH
Sulzengasse 2, A-1230 Wien
Niederlande, Belgien
Willems Adventure
Postbus 403, NL-3140 AK Maassluis

Wer im Buchhandel trotzdem kein Glück hat, bekommt unsere Bücher auch in unserem **Büchershop im Internet: www.reise-know-how.de**

Thomas Ruhstorfer

Gesundheitshand-
buch für Fernreisen

Für Ann-Lucia,
Paulina Tabitha,
Rabea Mara und Sabine

Inhalt

Vorwort

Fernreisen werden trotz Naturkatastrophen, kriegerischen Auseinandersetzungen und wirtschaftlichen Engpässen immer beliebter. Jedes Jahr unternehmen ca. 20 Millionen Deutsche eine Reise in Länder mit möglichen Gesundheitsgefahren, ca. 4 Millionen Deutsche besuchen die Tropen oder Subtropen. Nicht nur Land und Leute unterscheiden sich von den gewohnten heimischen Verhältnissen, es existieren dort auch Erkrankungen und Gefahren, die den Urlaub in den Tropen lange unvergesslich machen können.

Das Risiko von exotischen Erkrankungen wird oftmals unterschätzt und verdrängt. Die Vorfreude auf den Urlaub soll ja nicht durch Gedanken an irgendwelche Unannehmlichkeiten getrübt werden. Etwa 600 Malariaerkrankungen müssen jedes Jahr in deutschen Kliniken behandelt werden, für etwa zehn Menschen kommt jede Hilfe zu spät. Aber nicht nur die Malaria, auch viele andere Infektionskrankheiten stellen Jahr für Jahr ein unliebsames, lästiges und mitunter folgenreiches Reisemitbringsel dar.

Durch einfache Schutzmaßnahmen, angepasstes Verhalten oder Impfungen könnten viele Tropenerkrankungen bei Touristen verhindert werden. Dieser Ratgeber möchte Reisende und Fernreisende auf die gesundheitlichen Gefahren aufmerksam machen und gleichzeitig Möglichkeiten der Prophylaxe (Vorbeugung) aufzeigen. Er kann und darf natürlich nicht die eingehende Beratung bei einem erfahrenen Reise- oder Tropenmediziner ersetzen. Dieses Buch soll auch kein medizinisches Fachbuch über Tropen- und Reisemedizin sein. Ziel ist es, dem Reisenden wertvolle Informationen zu vermitteln für die Vorbereitungen der Reise, das Gespräch mit dem Arzt und für den Aufenthalt im Reiseland. Wo immer es vertretbar war, wurde die Verwendung von medizinischen Fachbegriffen vermieden. Der Laie auf diesem Gebiet soll verstehen, welche Gesundheitsgefahren in fernen Ländern auf ihn warten, wie man ihnen entgegentreten kann und wie man wieder gesund nach Hause zurückkehrt.

Thomas Ruhstorfer

Hinweis zu den Endemiekarten

Im Buch werden Länderkarten mit der geografischen Verteilung einiger wichtiger Infektionskrankheiten abgebildet. Diese sog. Endemiekarten können nur der groben Orientierung dienen. Sie stellen nicht das Vorkommen bestimmter Erkrankungen dar, sondern zeigen in erster Linie Länder und Regionen, in denen der Reisende mit einem Erkrankungsrisiko rechnen muss. Die Situation kann sich aber innerhalb kurzer Zeit von Land zu Land ändern. Deshalb ist es wichtig, sich vor einer geplanten Reise beim Arzt über die aktuellen Erkrankungsrisiken zu informieren. Nützlich sind auch folgende Internetadressen:

www.who.int/ith/maps und
www.fit-for-travel.de/reisemedizin/krankheiten.

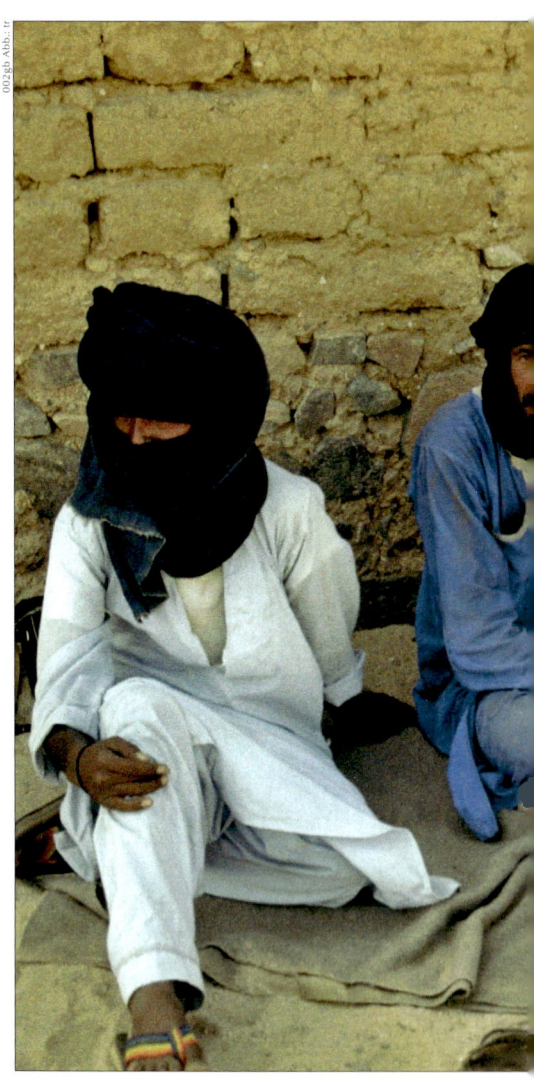

▶ *Teezeremonie*
in Algerien

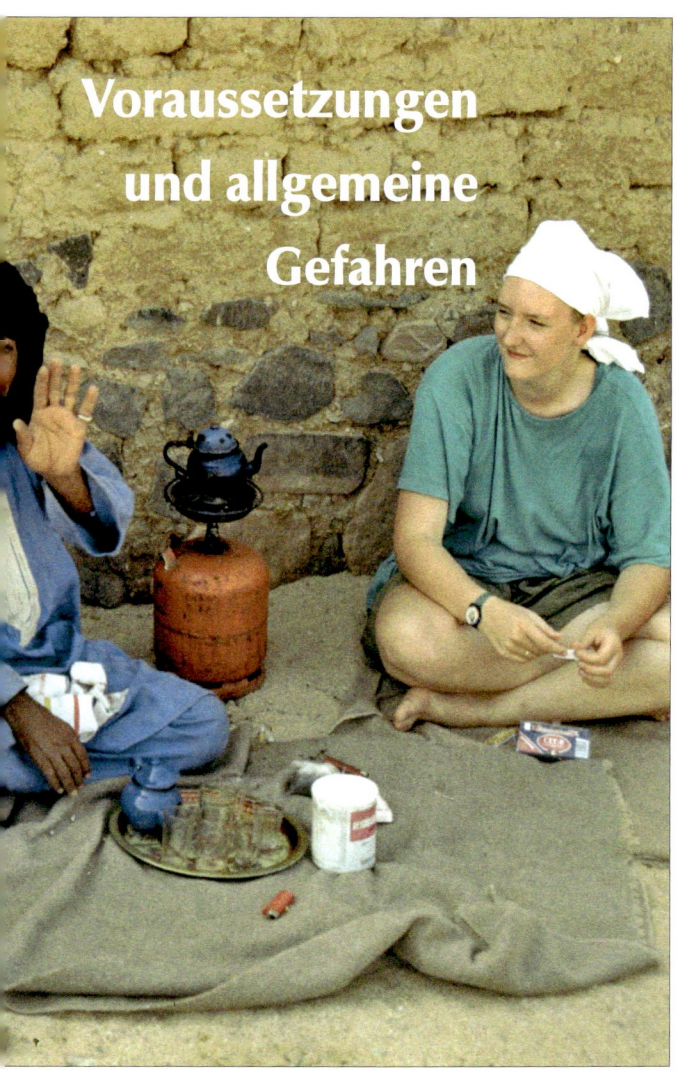

Voraussetzungen und allgemeine Gefahren

Grundsätzliches

Reisen in ferne Länder mit niedrigem Hygienestandard und/oder ungewohnten klimatischen Bedingungen stellen für den Mitteleuropäer eine besondere Belastungssituation dar, können mitunter auch mit richtigen Strapazen verbunden sein. Daher sollte der Reisende in guter oder besser in sehr guter **körperlicher Verfassung** sein. Aber auch Menschen mit körperlichen Gebrechen oder Vorerkrankungen können einen Urlaub in tropischen Gefilden verbringen, wenn bestimmte Dinge beachtet werden. Herz-Kreislauf-Erkrankungen, Erkrankungen der Atemwege, Stoffwechselprobleme oder Diabetes mellitus sind schließlich weit verbreitet. Klimawechsel, Zeitverschiebung, Aufenthalt in großer Höhe oder feucht-heißer Umgebung können spürbare Auswirkungen auf die Leistungsfähigkeit haben.

Frühzeitig sollte der betroffene Reisende mit seinem **Hausarzt** in Zusammenarbeit mit dem Reise- und Tropenmediziner unter Berücksichtigung von Reiseziel, Reiseart und Reisedauer über das notwendige Verhalten vor, während und nach der Reise sprechen.

Flugreisetauglichkeit

Die Atmosphäre in der heutzutage üblichen Flughöhe von 8000 bis 12.000 Metern ist wegen des geringen Luftdrucks und Sauerstoffgehalts absolut lebensfeindlich. Deshalb wird in der Kabine künstlich ein **Luftdruck** geschaffen, der einer Höhe von etwa 2400 Metern über dem Meeresspiegel entspricht. Aber auch hier ist der **Sauerstoffgehalt** im Vergleich zu den Verhältnissen am Boden erniedrigt. Zudem ist die Luft im Flugzeug mit ca.

10–20 % Feuchte eher trocken. Der erniedrigte Sauerstoffgehalt und die trockene Luft bedeuten eine Belastung für den Körper und können bei zahlreichen Vorerkrankungen Probleme bereiten. Vorsicht ist bei Herz-Kreislauf-Erkrankungen wie Herzschwäche, Herzrhythmusstörungen, Verengung der Herzkranzgefäße oder nach einem erlittenen Herzinfarkt geboten. Bei Reisenden mit chronischer Bronchitis (COPD) kann der verminderte Sauerstoffgehalt der Kabinenluft die Atmung erschweren.

Durch den erniedrigten Luftdruck dehnen sich Gase, auch die im menschlichen Körper, aus – das Gefühl von Blähungen ist dabei noch das geringste Problem. Bei Erkältungskrankheiten mit Beteiligung der Nasennebenhöhlen und/oder des Mittelohres kann es, bedingt durch die entzündlich eingeschränkte Möglichkeit des Druckausgleichs, während des Steigfluges zu akuten Schmerzen im Bereich von Stirn und Ohren kommen.

Die oft **beengten Sitzverhältnisse** in Flugzeugen können vor allem bei Langstreckenflügen eine Thrombose (Blutgerinnsel) auslösen. Risikofaktoren hierfür sind ein Alter über 40 Jahren, weibliches Geschlecht, Übergewicht, Krampfadern, Einnahme von Empfängnisverhütungsmitteln, Schwangerschaft, Verletzungen der Beine, Bluterkrankungen, Herzschwäche und Tumorerkrankungen. Neuere Untersuchungen haben allerdings ergeben, dass das **Risiko für eine Thrombose** doch nicht so hoch zu sein scheint, wie es noch vor wenigen Jahren eingeschätzt wurde.

Valsalva-Manöver

Sollte man beim Steigflug ein Druckgefühl in den Ohren bekommen, atmet man ein und versucht dann die Luft gegen den geschlossenen Mund hinauszupressen, die Nase dabei zuhalten. Durch die Druckerhöhung in den Luftwegen des Körpers sollen die Verbindungen zwischen Mittelohr, Nasennebenhöhlen und der Außenluft geöffnet werden mit dem Ziel einen Druckausgleich herbeizuführen. Alternativ kann man versuchen, zu schlucken oder den Mund weit öffnen.

Reisethrombose

Auf Mittelstrecken- und Langstreckenflügen öfter aufstehen und nach Möglichkeit umhergehen. Im Sitzen die Beinmuskulatur wiederholt anspannen und die Füße im Sprunggelenk bewegen.

Berücksichtigt werden muss auch noch die Zeitverschiebung, die am Zielort durch Verschiebung des Tag-Nacht-Rhythmus zu individuellen Beschwerden, dem sog. **Jetlag** führen kann. Unter dem Begriff Jetlag versteht man individuell sehr unterschiedliche Symptome, die sich nach dem Überspringen von mehreren Zeitzonen im Rahmen einer Flugreise bemerkbar machen können. Zu den Beschwerden zählen: Schlaflosigkeit, Abgeschlagenheit, Antriebslosigkeit, Kopfschmerzen, Appetitlosigkeit, Übelkeit und Reizbarkeit. Meistens klingen die Symptome des Jetlags nach wenigen Tagen wieder ab, können aber in Einzelfällen auch einige Wochen anhalten.

▼ Früher galt: Flugreisetauglich ist, wer die Gangway ohne Beschwerden erklimmen kann

Als früher noch über die Gangway das Flugzeug bestiegen werden musste, galt der Grundsatz, dass jeder, der das schaffen konnte, auch flugreisetauglich war. Heute wird das etwas differenzierter betrachtet.

Fehlende oder **eingeschränkte Flugreisetauglichkeit** ist gegeben bei:

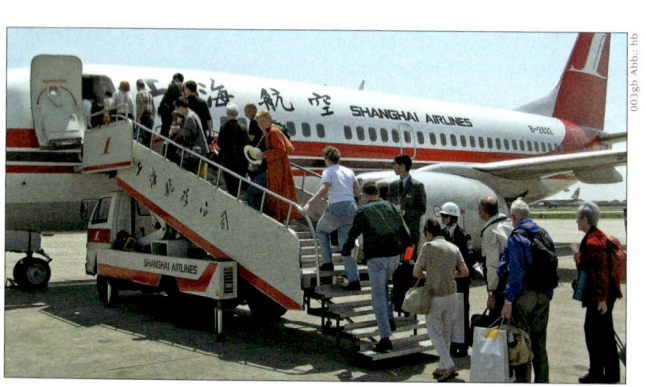

- höhergradiger Koronarer Herzerkrankung
- Angina Pectoris
- sechs bis zehn Tage nach einem Herzinfarkt
- höhergradiger Herzschwäche
- Herzrhythmusstörungen wie AV-Block 3. Grades, Bradykardie, anfallsartige Tachykardien (Herzrasen)
- Bluthochdruck mit Werten höher als 200/120 mmHg
- Herzmuskelentzündungen
- höhergradigen Verengungen von Bein- oder Armarterien
- tiefen Thrombosen der Beine
- Blutgefäßentzündungen
- Aneurysma (Erweiterung von Blutgefäßen)
- höhergradiger chronischer Bronchitis, Lungenemphysem, Cor pulmonale
- sechs bis acht Wochen nach einem Pneumothorax
- Darmverstopfung und drei Wochen nach Magen-Darm-Blutungen
- akuter Gallenkolik oder Nierenkolik
- Entzündungen von Mittelohr oder Nebenhöhlen, nach Operationen im HNO-Bereich
- einem weniger als 6 Wochen zurückliegenden Schlaganfall oder Gehirnblutungen
- epileptischem Anfallsleiden
- psychiatrischen Erkrankungen wie Psychosen, Neurosen oder Hirnorganisches Psychosyndrom
- Netzhautablösungen und nach Augenoperationen
- Schwangerschaft ab der 36. Schwangerschaftswoche
- vorhergegangenen größeren Operationen oder Knochenbrüchen
- dekompressionspflichtigen Tauchgängen, die nicht mindestens 24 Stunden zurückliegen

Voraussetzungen, Gefahren

Große Höhen

Höhenbedingte Erkrankungen

Nicht wenige interessante Reiseziele liegen in großer Höhe, beispielsweise Lhasa auf 3685 m, La Paz auf 3636 m, Kilimandscharo 5895 m oder der Karakorum-Highway 4733 m. Ein Aufenthalt in Höhen bis 1500 m über Meereshöhe sollte grundsätzlich unproblematisch sein. **Ab ca. 2500 m Höhe** steigt allerdings das Risiko einer Erkrankung oder der Verschlechterung einer vorbestehenden gesundheitlichen Einschränkung. Ursache ist die Abnahme des Luftdrucks mit zunehmender Höhe und die dadurch bedingte Verminderung des Sauerstoffgehalts (richtiger die Verminderung des Sauerstoffpartialdrucks) der Luft. Dies führt im Körper zu entsprechenden **Anpassungen:**

- Neubildung von Blutzellen mit der Folge einer Eindickung des Blutes
- Zunahme von Atemtiefe und Atemhäufigkeit
- Zunahme der Lungendurchblutung
- Zunahme der Gehirndurchblutung

Lässt man dem Körper hierfür **ausreichend Zeit** (Höhenadaption), sind selbst Höhen bis 5400 Meter kein Problem. Darüber hinaus aber reichen die Anpassungsvorgänge im Organismus nicht mehr aus, ein vernünftiges Gleichgewicht zwischen Sauerstoffverbrauch und Sauerstoffangebot (der Sauerstoffgehalt der Atemluft verringert sich ja mit zunehmender Höhe) aufrechtzuerhalten. Die **Beschwerden** reichen dann von leichten Befindlichkeitsstörungen über die Symptome einer Höhenkrankheit bis hin zum potenziell tödlichen Lungenödem (Wasseransammlung in den Lungenbläschen) oder zum Hirnödem (Schwellung des Gehirns). Gerade der schnelle Aufstieg unter Zeitdruck, z. B. im Rahmen geführter Bergtouren oder Höhentrekking während eines Kurzurlaubes, ohne dem Körper ausreichend Zeit für die Höhenanpassung zu lassen, begünstigt das Auftreten von schwerwiegenden Erkrankungen.

Symptome der Höhenkrankheit

Zu den Symptomen einer Höhenkrankheit zählen:

- Schwindel
- Kopfschmerzen
- Appetitlosigkeit
- Übelkeit
- Erbrechen
- Schlaflosigkeit
- Kurzatmigkeit

Symptome des Höhenlungenödems

Mit Entwicklung eines Höhenlungenödems muss man bei Auftreten folgender Symptome rechnen:

- abrupter Leistungsabfall, Erschöpfung
- Atemnot bei Belastung und später in Ruhe
- trockener Reizhusten
- später Husten mit schaumigem und/oder blutigem Auswurf
- Rasselgeräusche beim Atmen
- Erstickungsgefühl

Symptome des Höhenhirnödems

Das Höhenhirnödem als gefährlichste höhenbedingte Erkrankung kennzeichnen:

- starke Kopfschmerzen
- Übelkeit und wiederholtes Erbrechen
- Teilnahmslosigkeit
- Koordinationsstörungen
- Halluzinationen und sonderbares, unangebrachtes Verhalten
- Bewusstseinsstörungen, Schläfrigkeit
- Koma

Voraussetzungen, Gefahren

Aufpassen bei Vorerkrankungen

Bei einer Reihe von Vorerkrankungen ist besondere Vorsicht angebracht. Dies hängt damit zusammen, dass die Sauerstoffversorgung des Organismus bereits in normaler Höhe nicht optimal gewährleistet ist. In gewohnter Umgebung lässt sich das gut z. B. durch Medikamente kompensieren. In der Höhe kommt der Körper aber schneller als bei Gesunden an seine Grenzen. Zu diesen Krankheiten gehören:

- Herzschwäche
- Koronare Herzerkrankung
- Bluthochdruck
- chronisch obstruktive Lungenerkrankungen
- Diabetes mellitus
- Erkrankungen des Blutes
- Alkohol- und Zigarettenkonsum

Möglichkeiten der Vorbeugung von Höhenerkrankungen

Wichtig sind zunächst einmal eine allgemein gute **körperliche Verfassung** sowie ein ausreichender Trainingszustand. Dem Körper muss ausreichend Zeit gelassen werden, sich an die geänderte Situation in der Höhe anzupassen. Bei Aufstiegen über ca. 3000 Meter Höhe sollte eine **tägliche Höhensteigerung** von 400 Meter nicht überschritten werden, wobei hier vor allem die Höhe des Schlafplatzes entscheidend ist. Nach dem Motto „Climb high, sleep low" ist es vorteilhaft, wenn die **Schlafhöhe** deutlich unter der maximal erreichten Tageshöhe liegt. Grundsätzlich sollte man seinen Körper während der Höhenanpassung keinen besonders hohen körperlichen Belastungen aussetzen.

Wichtig ist auch zu wissen, dass der **Flüssigkeitsbedarf** in der Höhe deutlich erhöht ist. Tägliche Trinkmengen von weit über fünf Litern sind keine

Seltenheit. Ursache hierfür ist neben der Lufttrockenheit zum einen das vermehrte Schwitzen, zum anderen ein Flüssigkeitsverlust durch die gesteigerte Atmung. Alarmzeichen ist eine reduzierte tägliche Urinmenge, die normalerweise 1500 ml betragen sollte. Auch wenn es unangenehm erscheinen mag: Eine erhöhte Urinausscheidung ist Zeichen einer guten Anpassung an die Höhe.

Es gibt dann schließlich noch die Möglichkeit, mit bestimmten **Medikamenten** einer Höhenkrankheit vorzubeugen. Informationen hierzu erhält man bei Reise- und Tropenmedizinern. Für professionelle Expeditionen wäre noch die Mitnahme von Sauerstoffflaschen zu überlegen.

Medikamentöse Vorbeugung von Höhenkrankheiten

Bekannte und bewährte Medikamente zur Vorbeugung und Behandlung von Höhenkrankheiten sind Acetazolamid, Nifedipin und Kortisonpräparate. Momentan ist auch Gegenstand wissenschaftlicher Untersuchungen, ob nicht „Potenzmittel" wie Viagra bei höhenbedingten Erkrankungen einen Nutzen bringen könnten.

Tauchen

Allgemeines

In Deutschland gibt es ca. 300.000 Hobby- und Berufstaucher. Weit größer, nämlich geschätzt eine Million, ist die Zahl derer, die im Urlaub die Unterwasserwelt kennenlernen möchten. Diesen **Urlaubstauchern** fehlt leider häufig die nötige Ausbildung und Erfahrung. Günstige Tauchangebote von Tauchschulen an fernen Strandparadiesen sind nur allzu verlockend. Gerne wird auf die ansonsten obligatorische **Tauchtauglichkeitsuntersuchung** verzichtet, relevante Vorerkrankungen werden verschwiegen bzw. das Attest wird von ortsansässigen Ärzten ausgestellt, die mit den dortigen Tauchschulen zusammenarbeiten.

Wie in der Höhe gilt auch unter Wasser das **Gesetz nach Boyle-Mariotte.** Das besagt, dass das Volumen eines Gases sich umgekehrt proportional zum Druck verhält. Dehnen sich also Gase in der Höhe bei abnehmendem Luftdruck aus, so werden sie im Wasser bei zunehmendem Druck verdichtet. An der Wasseroberfläche herrscht ein Druck von etwa einem Bar, alle zehn Meter Wassertiefe steigt der Druck um ein Bar an, in zehn Metern Tiefe herrscht also dann ein Druck von 2 Bar (1 Bar an der Oberfläche plus 1 Bar in 10 Meter Tiefe), in 20 Metern drei Bar.

Zwei wesentliche **Komplikationen** beim Tauchen sollen genauer betrachtet werden:

- das Barotrauma
- die Dekompressionserkrankung

Das Barotrauma

Mit zunehmender Wassertiefe steigt der Druck, Gase (Luft) werden komprimiert. Nun befinden sich im Körper des Menschen eine Reihe von gasgefüllten Hohlräumen: Mittelohr, Nasennebenhöhlen, Lunge und Darm. Diese Hohlräume werden folglich beim Abtauchen zusammengedrückt. Man bemerkt den Effekt an den Ohren in Form eines mitunter schmerzhaften Druckgefühls bereits in geringer Wassertiefe. Führt man einen **Druckausgleich** herbei, z. B. durch Pressen bei geschlossenem Mund und zusammengedrückter Nase, werden die Druckverhältnisse im Mittelohr denen der Umgebung angeglichen.

Problematisch ist aber meist nicht das Abtauchen, sondern das **Auftauchen.** In der Wassertiefe, und seien es nur wenige Meter, hat sich der Körper durch Druckausgleich an den erhöhten Druck gewöhnt. Nähert man sich nun wieder der Wasseroberfläche, dehnt sich die Luft aus. Entscheidend ist es hier rechtzeitig wieder einen Druckausgleich herbeizuführen, um sich an die Verhältnisse an der Wasseroberfläche anzupassen. Würde man beim Auftauchen die Luft anhalten, vergrößert sich zunehmend das Volumen der Lungen und irgendwann würde die Lunge „platzen". Natürlich platzt die Lunge nicht einfach so, aber es können Risse entstehen, die im schlimmsten Fall dazu führen, dass das Lungengewebe kollabiert und dadurch kein Atmen mehr möglich ist (Pneumothorax). Oder es besteht die Möglichkeit, dass in der Lunge kleine Blutgefäße einreißen mit der Folge einer ↗ **Luftembolie.**

Ähnlich verhält es sich mit dem **Trommelfell.** Beim Auftauchen dehnt sich die Luft im Mittelohr aus, ohne Druckausgleich wölbt sich das Trommelfell immer weiter nach außen und würde schließlich einreißen. Neben einer Hörminderung kann Wasser in das Mittelohr eindringen.

Luftembolie

Bei der Luftembolie gelangt Luft in die Venen. Über das Herz wird diese in die Arterien transportiert und führt dort zu Verstopfungen.

Zur Vermeidung eines Barotraumas ist es also wichtig, den Druckausgleich nicht zu vergessen. Beim Auftauchen sollte man sich Zeit lassen und verstärkt atmen, um den Druckanstieg in den Lungen abzubauen.

Es gibt aber auch Erkrankungen, die einen Druckausgleich behindern oder ganz und gar unmöglich machen:

- akute und chronische Infektionen der Ohren und der oberen Atemwege
- Lungenerkrankungen wie akute oder chronische Bronchitis, Lungenemphysem

In diesem Fall sollte man zur eigenen Sicherheit auf einen Tauchgang verzichten. Erfahrene Taucher wissen das.

**Warum darf ein Schnorchel
nur maximal 40 cm lang sein?**

*Um sich die Kosten für eine Tauchausrüstung zu sparen,
könnte man auf die Idee kommen, einfach ein langes
Rohr zum Atmen zu verwenden. Der Genuss der faszinie-
renden Unterwasserwelt dürfte dann allerdings nur von
kurzer Dauer sein. Da das Volumen der Lungen begrenzt
ist, würde man beim Atmen durch ein langes Rohr die
Frischluft und die Ausatemluft nur hin und her schieben,
ohne dass sauerstoffreiche Luft zu den Lungen gelangen
kann. Deshalb darf die Länge des Schnorchels nur maximal 40 cm betragen. Der Durchmesser sollte bei mindestens 2 cm liegen, um beim Atmen keinen zu großen
Widerstand überwinden zu müssen.*

Die Dekompressionskrankheit

Zunächst muss wieder einmal die Physik bemüht
werden. Nach dem **Gesetz von Henry** ist die Lös-
lichkeit eines Gases abhängig vom vorherrschenden
Druck. Je höher der Druck, desto mehr Gas kann
sich in einer Flüssigkeit lösen. Praktisches Beispiel:
Die Mineralwasserflasche. Beim Öffnen der Flasche
baut sich der durch die enthaltene Kohlensäure (genauer Kohlendioxid) erzeugte Druck schlagartig ab,
das Mineralwasser beginnt zu perlen. Einen ähn-
lichen, aber verstärkten Effekt erlebt man gelegentlich beim Öffnen einer Sektflasche.

Beim Abtauchen geschieht nun etwas Vergleichbares: Sauerstoff, Stickstoff und andere Gase der
Atemluft lösen sich aufgrund des erhöhten Umge-
bungsdrucks vermehrt im Blut und im Körpergewe-
be. Taucht man nun nach einiger Zeit wieder auf,
passiert Entsprechendes wie in der Mineralwasserflasche: Die Gase perlen aus. Die Gasblasen haben
im Blut aber nichts zu suchen, sie können dort eine

Gasembolie bilden und somit die lokale Blutversorgung unterbrechen. Dieses Phänomen bezeichnet man als Dekompressionskrankheit. Man unterscheidet zwei Formen:

- **Dekompressionskrankheit Typ 1:** Die Dekompressionskrankheit Typ 1 ist gekennzeichnet durch Gelenk- und Muskelschmerzen sowie Missempfindungen und Kribbeln in der Haut, den sog. Taucherflöhen.
- **Dekompressionskrankheit Typ 2:** Hier kommen dann Kopfschmerzen, Seh- und Sprachstörungen, Übelkeit, Erbrechen, Schwindel, Hörstörungen, Husten, Schmerzen beim Atmen und Lähmungen hinzu.

Es gibt dann schließlich noch die **Dekompressionskrankheit Typ 3,** die aber für den Gelegenheitstaucher nicht relevant ist. Man versteht hierunter Langzeitfolgen aufgrund einer dauerhaften Schädigung des Körpergewebes durch wiederholte, kleinere Dekompressionsunfälle oder nach extrem langen Tauchgängen. Meistens sind Berufstaucher oder ambitionierte Sporttaucher davon betroffen.

Symptome einer Dekompressionskrankheit können auch erst mehrere Stunden nach einem Tauchgang auftreten.

Zur **Vermeidung** muss man Grundregeln beachten, die neben anderen Details in seriösen Tauchschulen gelehrt werden:

- als Anfänger nicht tiefer als 30 Meter tauchen
- weniger als fünf Meter pro Minute auftauchen
- beim Auftauchen in fünf Metern Tiefe eine Pause von fünf Minuten einlegen
- Tauchcomputer zur Unterstützung benutzen

Nullzeittauchgang

Unter einem Nullzeittauchgang versteht man einen Tauchgang, bei dem aufgrund einer kurzen Tauchzeit und/oder einer geringen Tauchtiefe die Menge der sich vermehrt gelösten Gase so niedrig ist, dass ein sofortiges Auftauchen ohne Wartezeiten gefahrlos möglich ist.

Sollte es trotz aller Vorsicht doch einmal zu einem Dekompressionsunfall kommen, ist die einzige erfolgversprechende Behandlung, den betroffenen Taucher so rasch wie möglich in eine **Druckkammer** zu bringen. Durch den erhöhten Druck in der Kammer werden wieder ähnliche Verhältnisse wie beim Tauchen geschaffen. Vereinfacht gesagt, lösen sich die Gasblasen wieder, die Symptome nehmen ab. Anschließend wird sehr langsam der Druck an den Umgebungsluftdruck angepasst. In entfernten Urlaubsländern besteht leider die Gefahr, dass die nächste Druckkammer sehr weit entfernt ist und wertvolle Zeit verstreicht, bis dem Betroffenen geholfen werden kann.

Da beim **Fliegen** das Gesetz nach Henry ebenfalls zum Tragen kommt, darf 24 Stunden nach einem dekompressionspflichtigen Tauchgang nicht geflogen werden, um dem Auftreten einer

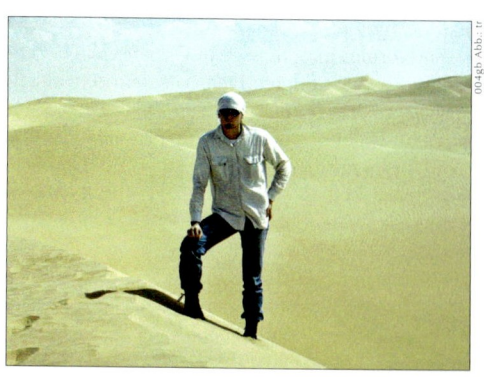

*▶ 50 °C
und kein Schatten*

Dekompressionskrankheit im Flugzeug vorzubeugen. Auf der sicheren Seite ist man, wenn mit dem Fliegen 48 Stunden gewartet wird.

Ein Risiko für das Auftreten einer Taucherkrankung besteht allerdings immer, auch wenn man sich genauestens an die Auftauchregeln unter Berücksichtigung von Tauchzeit und Tauchtiefe hält.

Belastungen durch klimatische Bedingungen

Hitze

Für den in der Westwindzone lebenden Mitteleuropäer können die klimatischen Verhältnisse in südlichen Gefilden zum Problem werden. Der Körper kann sich zwar an feucht-heißes oder trockenheißes Klima nach einiger Zeit gut anpassen. Jedoch gibt es erhebliche individuelle Unterschiede in der **Akklimatisationsfähigkeit,** die durch Übergewicht, Alkoholgenuss oder mangelnden Trainingszustand zusätzlich beeinflusst werden. Ziel des Organismus ist es, eine Körperkerntemperatur von etwa 37 °C aufrechtzuerhalten. Bei Hitze geschieht dies hauptsächlich durch gesteigerte Wärmeabgabe und vermehrtes Schwitzen.

Risikofaktoren bei Hitze sind:
- Übergewicht
- schlechter körperlicher Trainingszustand
- höheres Alter
- Stoffwechselerkrankungen, Schilddrüsenerkrankungen
- psychiatrische Erkrankungen
- Genussmittel wie Alkohol und Zigaretten
- viele Medikamente, besonders Psychopharmaka und Diuretika

▶ *In heißem Klima darf man das Trinken nicht vergessen*

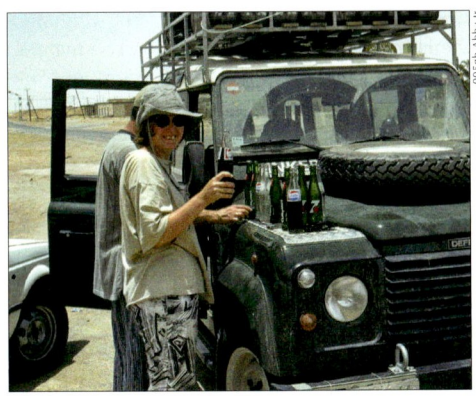

Hitzebedingte Erkrankungen

Der Sonnenstich

Der Sonnenstich entsteht durch Sonneneinstrahlung auf den unbedeckten Kopf. Dadurch kommt es zu einer Überwärmung und Reizung der Gehirnhäute. Starke Kopfschmerzen, Übelkeit, Schwindel und Benommenheit können die Konsequenz sein. Durch das Tragen einer Kopfbedeckung lässt sich der Sonnenstich wirkungsvoll verhindern.

Der Hitzekollaps

Ein Hitzekollaps kann bei längerem Stehen unter hohen Temperaturen auftreten. Ursache ist eine Fehlregulation des Kreislaufes mit einem relativ plötzlichen Blutdruckabfall. Das macht sich zunächst durch Schwindel, Übelkeit und Schweißausbruch bemerkbar. Später kommt es dann zum Kollaps. Durch den Aufenthalt im Schatten und Umhergehen kann man einem Kollaps ganz gut vorbeugen. Wenn sich dann doch Symptome bemerkbar machen, helfen Hinlegen und Kühlen. Auf ausreichende Flüssigkeitszufuhr achten!

Hitzeerschöpfung

Die Hitzeerschöpfung kann durch Wassermangel, Salzmangel oder Schweißmangel entstehen. Das Resultat ist ein ausgeprägter Schwäche- und Erschöpfungszustand, der nicht selten erst nach einiger Zeit des Aufenthalts in heißer und vor allem feucht-heißer Umgebung auftritt. Wichtig ist eine der Hitzebelastung entsprechende ausreichende Flüssigkeits- und Kochsalzzufuhr sowie nach Möglichkeit der Aufenthalt in kühlen Räumen.

Wüste
In der Wüste sind tägliche Trinkmengen von bis zu 20 Litern nichts Ungewöhnliches.

Hitzschlag

Beim Hitzschlag brechen die Anpassungsmechanismen des Körpers durch Schwitzen und Wärmeabgabe zusammen. Folge ist eine Überhitzung des Organismus bis zu 42 °C mit erheblicher Beeinträchtigung der Organfunktionen. Die Sterblichkeit ist relativ hoch und kann bis zu 20 % betragen. Nahezu die einzige Möglichkeit der Vorbeugung und Behandlung ist die Kühlung durch Aufenthalt im

▼ *Sonnenschutz: lange Kleidung, Kopfbedeckung, Sonnenbrille*

Voraussetzungen, Gefahren

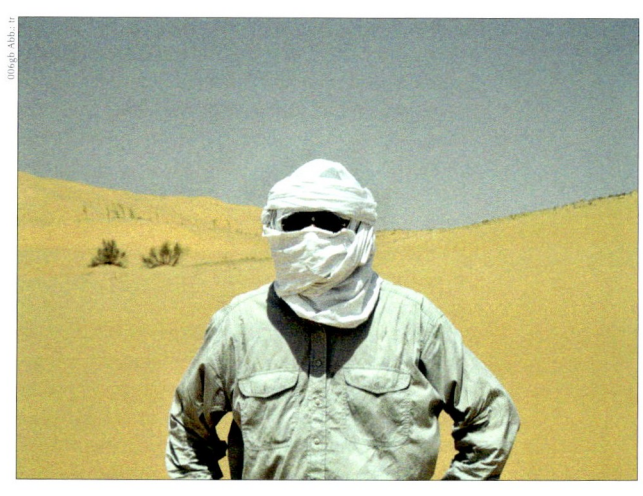

Schatten oder in klimatisierten Räumen. Besonders problematisch kann es werden, wenn wegen einer Infektion die Körpertemperatur bereits erhöht ist. Hier sollte man besonders darauf achten, dem Körper keine unnötigen Belastungen zuzumuten.

Sonnenbrand

Neben akuten Schmerzen und unschöner Hautrötung kann längerfristig vorzeitige Hautalterung und sogar Hautkrebs drohen. Deshalb kommt dem Sonnenschutz der Haut eine große Bedeutung zu. Neben der Möglichkeit des Tragens leichter, körperbedeckender Kleidung kann durch die Anwendung von Sonnenschutzmitteln ein Sonnenbrand wirkungsvoll verhindert werden.

Sonnenschutz

Grundsätzlich gibt es bei Sonnenschutzmitteln zwei Wirkprinzipien: den chemischen und den physikalischen Sonnenschutz. Während beim **chemischen Sonnenschutz** die schädlichen Strahlen durch die Wirkstoffe absorbiert und in Wärme umgewandelt werden, beruht die Wirkung bei den **physikalischen Mitteln** auf einer Reflexion der UV-A- und UV-B-Strahlung an der Hautoberfläche. Vergleichbar ist das mit vielen winzig kleinen Spiegeln, die auf die Haut aufgetragen werden.

Der **Lichtschutzfaktor** gibt an, wie lange die Eigenschutzzeit der Haut verlängert werden kann. Beispielsweise wären bei Lichtschutzfaktor zehn hellhäutige Menschen maximal zehn mal zehn Minuten, also 100 Minuten lang geschützt.

Die Angabe des Lichtschutzfaktors sollte natürlich aus Gründen der besseren Vergleichbarkeit genormt sein. Dafür wird heutzutage der **COLIPA-Standard** verwendet wird. Dieser bezieht sich aber nur auf die schädliche UV-B-Strahlung. Die Schutzzeit vor UV-A-Strahlen wird nach dem australischen

Standard AS/NZS 2604 bestimmt. Gute Sonnenschutzmittel sollten auf der Verpackung auf die Einhaltung dieser Normen hinweisen.

Vorsicht ist bei der häufigen Angabe „wasserfest" geboten. Hier unterscheiden sich Sonnenschutzmittel je nach Hersteller und Qualität erheblich. **Wasserfest** heißt nicht, dass man damit stundenlang im Pool planschen kann. Minderwertige Produkte halten gerade mal kurzes Abduschen aus und verlieren ziemlich schnell ihre Schutzwirkung. Hochwertige Produkte halten im Wasser viel länger durch und büßen auch bei starkem Schwitzen nicht so schnell ihre Funktion ein.

Aufgrund des Wirkprinzips müssen chemische Mittel etwa 20 bis 30 Minuten vor dem Sonnenbad gleichmäßig aufgetragen werden, bei physikalischen Präparaten reicht es aus, diese kurz zuvor anzuwenden.

Hauttypen und Eigenschutzzeit

- *Typ 1:*
  Typ 1 ist gekennzeichnet durch eine sehr helle Haut, helle oder rötliche Haare, grüne oder grün-blaue Augen. Die Eigenschutzzeit beträgt 5 bis 10 Minuten.
- *Typ 2:*
  Die Haut ist etwas dunkler als bei Typ 1, die Haare sind blond, die Augen grün, blau oder grau, Eigenschutzzeit: 10 bis 20 Minuten.
- *Typ 3:*
  Dieser Typ hat eine hellbraune Haut, dunkelblonde oder braune Haare. Die Augenfarbe ist grau oder braun. Die Eigenschutzzeit beläuft sich auf 20 bis 30 Minuten.
- *Typ 4:*
  Typ 4 ist der unempfindlichste, verfügt über eine braune Haut und braune bis schwarze Haare sowie dunkle Augen. Die Eigenschutzzeit hier: 40 bis 50 Minuten.

Voraussetzungen, Gefahren

UV-Strahlung

- *Die **UV-A-Strahlung** bewirkt eine Bräunung durch Nachdunkelung von bereits vorhandenem Hautpigment. Die Bräunung ist schnell, aber kurz. Es kommt selten zu einem Sonnenbrand.*
- *Die **UV-B-Strahlung** löst eine Neubildung von Hautpigment aus. Die Bräunung der Haut verläuft langsam, hält aber länger an. Es besteht die Gefahr von Sonnenbrand und Erbgutveränderungen.*
- *Die **UV-C-Strahlung** der Sonne schließlich birgt eine hohe Sonnenbrand- und Hautkrebsgefahr und wird normalerweise durch die Ozonschicht absorbiert. (Diese Strahlung entsteht übrigens auch beim Elektroschweißen.)*

Fernreisen mit Kindern

Kinder sind nicht einfach kleine Erwachsene. Bei Kindern ist vieles anders. Fernreisen mit Kindern sind zwar grundsätzlich möglich, jedoch verdienen einige Punkte vorab besondere Beachtung. Natürlich müssen auch hier die Begleitumstände der Reise berücksichtigt werden. Es macht durchaus einen Unterschied, ob man sich eine Woche im All-Inclusive-Hotel aufhält oder mehrere Wochen mit dem Wohnmobil durch Zentralafrika fährt.

Infektionen können bei Kindern weitaus schwerwiegender verlaufen als bei Erwachsenen. Gerade durch eine Malaria sind Kinder in hohem Maße gefährdet. Gleichzeitig kann es mit der **Verträglichkeit von Medikamenten,** die vorbeugend eingenommen werden sollten, Probleme geben. Einige Medikamente sind für die Anwendung bei Kindern erst gar nicht zugelassen, sodass der Nachwuchs einem erhöhten Risiko ausgesetzt wird.

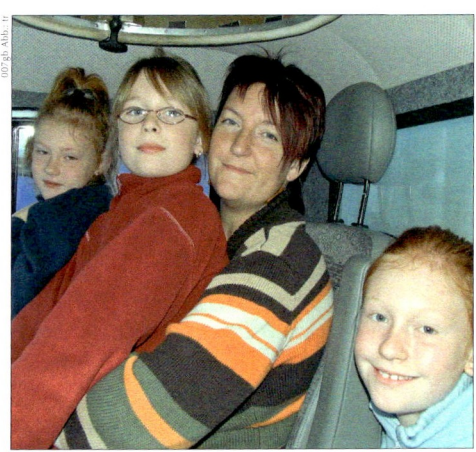

Reisen mit Kindern erfordert Geduld und Rücksicht

Voraussetzungen, Gefahren

Eine komplette Durchführung der zu Hause üblichen Standardimpfungen sollte Grundvoraussetzung sein. Bei zusätzlich gegebenen Risiken während der Reise muss der Schutz durch spezielle Reiseimpfungen ergänzt werden. Das erfordert eine sehr frühzeitige Planung und Abklärung des **Impfstatus** beim Kinderarzt, im Idealfall schon Monate vor dem geplanten Reisetermin.

Unter **Standardimpfungen** versteht man diejenigen Impfungen, die Kinder nach den Empfehlungen der Ständigen Impfkommission (STIKO) erhalten sollten. Dazu zählen:

- Diphtherie
- Tetanus
- Pertussis (Keuchhusten)
- Poliomyelitis (Kinderlähmung)
- Haemophilus influenzae Typ B
- Hepatitis B
- Pneumokokken
- Meningokokken

- Masern
- Mumps
- Röteln
- Varizellen (Windpocken)

Durchfallerkrankungen sind nicht nur bei Erwachsenen häufig und hier vor allem lästig. Kinder können durch den Flüssigkeits- und Mineralstoffverlust aufgrund geringer Reserven im Vergleich zu Erwachsenen in tropischem Klima in kurzer Zeit in ernste Gefahr geraten. Erschwerend kommt hinzu, dass sich Kinder oft nicht an Regeln der Lebensmittel- und Trinkwasserhygiene halten. Sie fassen nun mal gerne alles Mögliche an und stecken es in den Mund, was das Erkrankungsrisiko erhöht.

Die Kinderhaut ist für schädliche **Sonnenstrahlung** weitaus empfindlicher als die Erwachsenenhaut. Die Verwendung eines geeigneten Sonnenschutzmittels mit hohem Lichtschutzfaktor ist zur Vermeidung von Spätschäden unerlässlich.

Nochmals: Sprechen Sie frühzeitig mit Ihrem Kinderarzt oder einem Reisemediziner über die geplante Reise. Die richtige Vorbereitung und Prophylaxe ist besonders wichtig, da Kinder für Erkrankungen wegen des noch nicht vollständig ausgebildeten Immunsystems empfänglicher sind als Erwachsene und der Krankheitsverlauf mitunter dramatisch sein kann.

Fernreisen in der Schwangerschaft

Hier geht es nicht nur um die schwangere Frau, sondern auch um das ungeborene Kind. Eigentlich sind auch in der Schwangerschaft Fernreisen durchaus möglich.

Ungewohnte klimatische Bedingungen stellen eine zusätzliche Belastung für den Körper dar. Hinsichtlich notwendiger **Impfungen** oder Impfauffrischungen sind zwar die sog. Totimpfstoffe (abgetötete Erreger oder Bruchstücke davon) theoretisch unbedenklich, in der Praxis sollte aber wegen fehlenden Erfahrungen bei der Verwendung in der Schwangerschaft eine strenge „Nutzen-Risiko-Abwägung" gemacht werden. Besondere Vorsicht ist bei sog. Lebendimpfstoffen wie gegen Masern, Mumps, Röteln, Varizellen (Windpocken), Gelbfieber angezeigt. Diesen Impfstoffen fehlt meistens die Zulassung zur Anwendung in der Schwangerschaft. Gegen Gelbfieber kann grundsätzlich erst nach der 12. Schwangerschaftswoche geimpft werden.

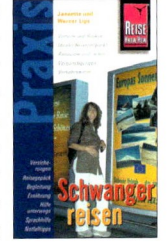

Literaturtipp
*„Schwanger reisen"
von Jaenette und
Werner Lips,*
REISE KNOW-HOW
Verlag, Bielefeld

Zahlreiche Veränderungen im Körper einer schwangeren Frau können zu einer **erhöhten Infektanfälligkeit** führen, der Verlauf von Infektionskrankheiten ist oft wesentlich gravierender.

Eine **Malariainfektion** ist für Mutter und ungeborenes Kind besonders gefährlich. Leider sind einige

**Erhöhte Gefährdung von Schwangeren
am Beispiel der Hepatitis E**

Hepatitis E ist eine Viruserkrankung der Leber, die durch verunreinigte Nahrungsmittel und Trinkwasser übertragen wird. Sie ist in Asien und Nordafrika weit verbreitet. Die Symptome sind denen der Hepatitis A sehr ähnlich, Komplikationen treten selten auf. Schwangere Frauen jedoch bilden eine Ausnahme. Die Hepatitis E verläuft hier sehr schwer, die Sterblichkeitsrate liegt bei 25 %. Deshalb muss Schwangeren von Reisen nach Nordafrika und Asien dringend abgeraten werden.

Voraussetzungen, Gefahren

wirksame Medikamente zur Vorbeugung einer Malariainfektion in der Schwangerschaft nicht zugelassen oder sollten nur eingenommen werden, wenn es gar nicht anders geht. Gegen verträglichere Medikamente sind die Erreger aber vielerorts resistent. Bei bestimmten Antimalariatabletten muss eine Schwangerschaft unbedingt verhütet werden. Ähnliches gilt auch für Insektenschutzmittel. Da keine Untersuchungen vorliegen, ob die Anwendung in der Schwangerschaft unbedenklich ist, sollte man hier Vorsicht walten lassen.

Wie schon bei Kindern gilt auch in der Schwangerschaft: **Frühzeitig Rat beim Arzt** einholen. Das beinhaltet auch, sich über die Möglichkeiten der medizinischen Versorgung im Reiseland zu informieren. In vielen Ländern gibt es nun mal nicht den bei uns gewohnten Standard in der Versorgung von schwangeren Frauen. Bei Komplikationen in der Schwangerschaft muss damit gerechnet werden, nicht oder zumindest nicht rechtzeitig kompetente Hilfe zu erhalten. In Anbetracht der gesundheitlichen Risiken einer Fernreise in der Schwangerschaft sollte die Reise im Hinblick auf mögliche Konsequenzen genau und umfassend geplant werden, letztlich muss aus medizinischen Gründen meist von einem Aufenthalt in Hochrisikogebieten abgeraten werden.

Senioren auf Fernreisen

Natürlich müssen Senioren nicht zwangsläufig an einer relevanten Erkrankung oder sonstigen Beschwerden leiden, aber leider werden mit fortschreitendem Alter Erkrankungen häufiger. Dieser Aspekt muss bei der Reiseplanung bedacht werden.

Allgemeingültige Ratschläge zu erteilen ist hier besonders schwierig, zu verschieden sind die individuellen Voraussetzungen. Notwendige Vorsichtsmaßnahmen und Verhaltensregeln sind je nach Einzelfall festzulegen. Hierbei werden berücksichtigt:

- Reiseziel
- Reiseart
- Reisedauer
- Reisezeit
- Vorerkrankungen
- Medikamenteneinnahme
- Verfügbarkeit medizinischer Versorgung

Soll die Reise ein Erfolg werden, ist es auch hier unabdingbar, frühzeitig, am besten mindestens ein halbes Jahr vorher, Kontakt mit dem Hausarzt oder Reisemediziner aufzunehmen. Der **aktuelle Gesundheitszustand** muss mithilfe neuerer Befunde erörtert und bestimmt werden. Dann sollte, ausgehend von den zu erwartenden Belastungen und Gesundheitsrisiken, über Maßnahmen vor und während der Reise gesprochen werden. Ganz wichtig ist in diesem Zusammenhang die Berücksichtigung der **Medikamenteneinnahme.** Gerade Mittel, welche die körpereigene Immunabwehr dämpfen und somit den Organismus für Infektionen empfänglicher machen, bergen ein nicht zu unterschätzendes Risiko.

Weit verbreitet ist beispielsweise die Einnahme von **Säureblockern,** sog. Protonenpumpenhemmern, bei Erkrankungen des Magens und des Zwölffingerdarmes. Dadurch wird die Bildung von Salzsäure im Magen unterdrückt oder zumindest weitgehend verhindert. Die Salzsäure ist allerdings ein natürlicher Schutz vor mit der Nahrung aufgenommenen Krankheitserregern. Mit dem häufigeren Auftreten von Durchfallerkrankungen ist also zu rechnen.

Der **Impfstatus** muss erhoben und ggf. um notwendige Impfungen ergänzt werden, besonders im

Hinblick auf die Bedürfnisse von Senioren und Personen mit Vorerkrankungen. Wichtig ist auch, sich über die **Verfügbarkeit von Medikamenten** und medizinischer Hilfe im Reiseland vorab Gedanken zu machen und Informationen einzuholen. Mit einer akuten Verschlechterung des Gesundheitszustandes muss schließlich immer gerechnet werden. In zahlreichen Ländern existiert eine gerade noch befriedigende medizinische Infrastruktur, wenn überhaupt, nur in den Hauptstädten. Zudem sind viele Medikamente dort nicht sicher verfügbar bzw. deren Herkunft und Lagerung ist bisweilen mehr als zweifelhaft.

Reisen mit Erkrankungen

Die folgenden Erkrankungen müssen bei der Reiseplanung besonders berücksichtigt werden. Es empfiehlt sich, mit dem behandelnden Arzt vor der Reise über Maßnahmen zu sprechen, die bei einer etwaigen Verschlechterung getroffen werden müssen:

- Bluterkrankungen, Blutarmut und Gerinnungsstörungen
- Diabetes mellitus
- Asthma und chronische Bronchitis
- Koronare Herzkrankheit
- Herzrhythmusstörungen
- Bluthochdruck
- Herzklappenersatz
- Herzschrittmacher und ICD (Implantierter Defibrillator)
- entzündliche Darmerkrankungen
- schwere Gastritis und Magen-Darm-Geschwüre
- Lebererkrankungen, Hepatitis und Leberzirrhose
- Nierenschwäche, Nierensteine und chronische Blasenentzündung

- Infektionen, besonders HIV-Infektion und AIDS
- Schlaganfall
- Demenz
- Anfallsleiden
- Psychosen und Depression
- Alkoholkrankheit
- Einnahme von blutverdünnenden Medikamenten
- Einnahme von Immunsuppressiva (Medikamente zur Unterdrückung der körpereigenen Abwehrfunktionen)
- Arthrose, Arthritis und Osteoporose
- Tumorerkrankungen

Voraussetzungen, Gefahren

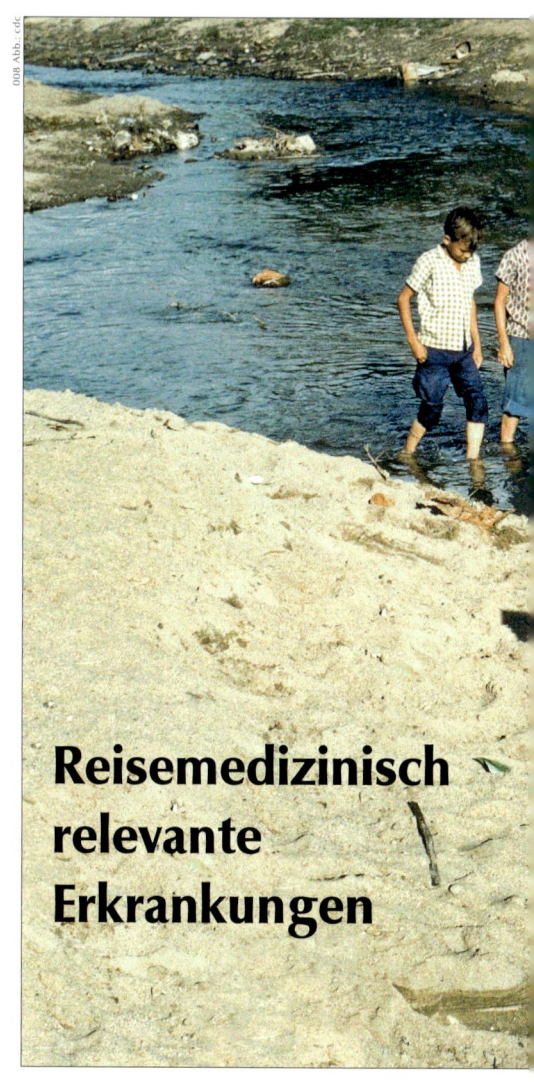

008 Abb. : cdc

Reisemedizinisch relevante Erkrankungen

▶ *Achtung Bilharziose! Auch wenn Einheimische es vormachen, sollte man hier nicht ins Wasser gehen.*

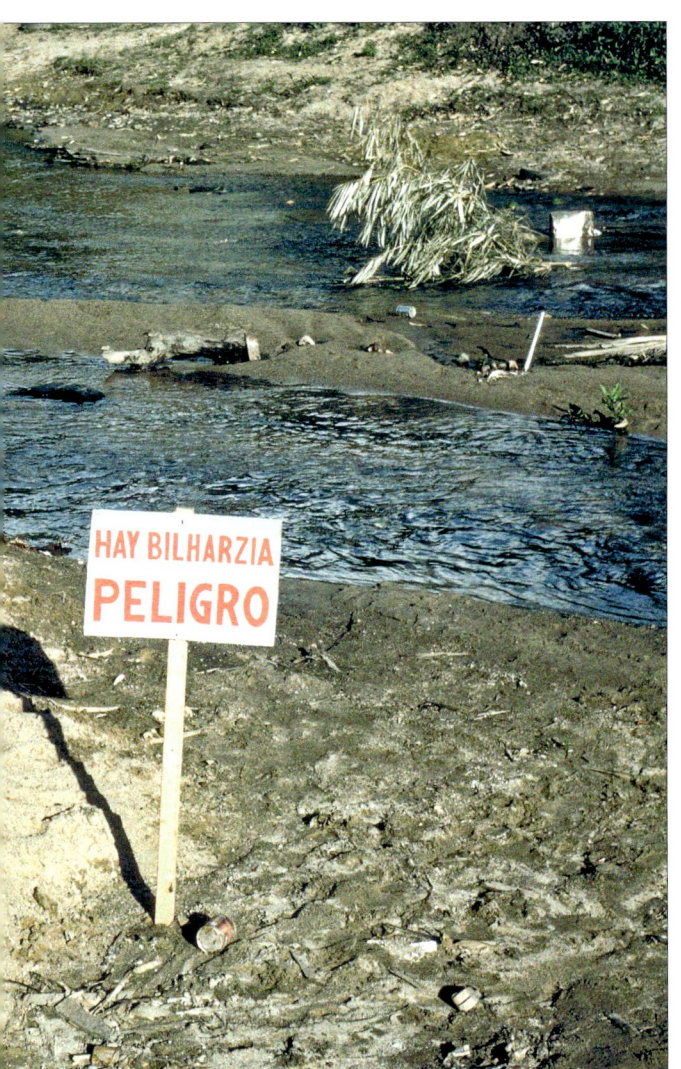

Allgemeines

Infektionen – davor hat der Reisende berechtigterweise am meisten Angst. Viele **Infektionskrankheiten** gibt es aufgrund der klimatischen und hygienischen Gegebenheiten in Mitteleuropa nicht oder sie kommen bei uns im Vergleich zu anderen Ländern nur sehr selten vor. Dies hat bei Reisenden und auch bei Ärzten, meist bedingt durch Unkenntnis, eine gewisse Unsicherheit zur Folge. Zudem werden in den Medien Epidemien sehr oft beängstigend und teilweise übertrieben dargestellt.

Hauptgründe für schwerwiegende Folgen von Infektionen in fernen Ländern sind die fehlende oder zumeist mangelhafte medizinische Versorgungsmöglichkeit sowie nicht verfügbare oder schwer zu beschaffende Medikamente und Impfstoffe. Der Reisende hat aber glücklicherweise die Möglichkeit, sich im Vorfeld der Reise durch Beratung, Impfungen, Medikamenteneinnahme und einfache Schutz- und Hygienemaßnahmen effektiv vor Erkrankungen zu schützen. Trotzdem darf nicht vergessen werden, dass es auch bei bester Vorsorge keinen absolut sicheren Schutz gibt. Das Risiko einer Infektion wird aber immerhin erheblich verringert.

Grundsätzlich kann man vier unterschiedliche **Erregerarten** unterscheiden:
- Bakterien
- Viren
- Pilze
- Parasiten

Diese Krankheitserreger können auf verschiedenen **Übertragungswegen** in den Körper gelangen:
- über die Luft, durch Tröpfcheninfektion und durch Einatmen
- fäkal-oral, über Lebensmittel und Trinkwasser

- parenteral, die Erreger gelangen in den Blutkreislauf
- durch Stiche infizierter Mücken
- über die Haut
  (z. B. Bilharziose bei Wasserkontakt)
- über Schleimhäute
  (z. B. HIV beim Geschlechtsverkehr)

Nicht selten wird auf Impfungen oder prophylaktische Maßnahmen gegen bestimmte Erkrankungen verzichtet mit der Begründung, dass in dem zu bereisenden Land die jeweilige Erkrankung ja gar nicht aufgetreten ist oder ein Ausbruch schon viele Jahre zurückliegt. Hier darf nicht übersehen werden, dass entweder durch staatliche Impfprogramme die einheimische Bevölkerung nahezu vollständig geimpft ist oder das Land aus Angst vor zurückgehenden Einnahmen aus dem Tourismus Erkrankungsfälle erst gar nicht an die WHO (Weltgesundheitsorganisation) meldet. Trotzdem besteht weiterhin ein Infektionsrisiko.

Ausgewählte Erkrankungen

Auf den folgenden Seiten werden wichtige und reisemedizinisch relevante Krankheiten beschrieben. Natürlich können nicht alle Tropenkrankheiten aufgeführt werden. Manche kommen glücklicherweise extrem selten vor, andere wiederum stellen für Touristen, die sich ja oft zeitlich begrenzt im Reiseland aufhalten, einen guten Gesundheitszustand mitbringen und unter akzeptablen hygienischen Bedingungen leben, kein größeres Risiko dar. Dennoch sorgen Klimawandel, kriegerische Auseinandersetzungen und Naturkatastrophen dafür, dass Infektionskrankheiten plötzlich in Gebieten auftreten können, wo es sie vorher nicht gegeben hat.

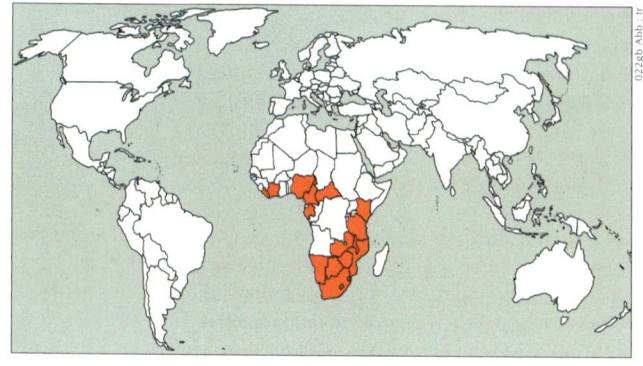

▲ Länder mit einer hohen Rate an HIV-Infektionen

AIDS

AIDS (acquired immuno deficiency syndrome = erworbenes Immunschwächesyndrom) kommt weltweit vor und ist in einigen Ländern Mittelamerikas, Zentral- und Südafrikas sowie Südostasiens ein großes Problem. Unter AIDS versteht man eigentlich das Endstadium einer HIV-Infektion, einer Ansteckung mit dem human immunodeficiency virus. Die Übertragung der HI-Viren erfolgt nach dem derzeitigen Kenntnisstand durch Geschlechtsverkehr, durch unsteriles, schon einmal benutztes medizinisches Material (Kanülen, Spritzen, Instrumente) oder durch sonstige Kontakte mit infiziertem Blut oder Sekreten. Auch in der Schwangerschaft, bei der Geburt und beim Stillen besteht eine Ansteckungsgefahr. Die Viren befallen Zellen des Immunsystems, die sog. T-Helferzellen und Fresszellen. Sie vermehren sich in ihnen und befallen weitere Zellen. Das Immunsystem wird dadurch langsam zerstört. Da die HI-Viren in Zellen des Immunsystems eindringen, sind sie für andere Teile der Immunabwehr praktisch unsichtbar.

AIDS

Symptome

Die Krankheit verläuft in vier Stadien. Nach einer Infektion mit den HI-Viren kommt es nach einigen Wochen zunächst zu völlig uncharakteristischen Beschwerden ähnlich einer Erkältung. Das zweite Stadium ist von Lymphknotenschwellungen an unterschiedlichen Körperregionen gekennzeichnet (LAS = Lymphadenopathie-Syndrom). Bis zu diesem Stadium sind die Betroffenen voll leistungsfähig. Daran schließt sich der AIDS-related complex (ARC) an. Es fallen eine Gewichtsabnahme, Nachtschweiß und Fieber auf. Bei Blutuntersuchungen lässt sich bereits eine Schwächung des Immunsystems feststellen. Das Endstadium AIDS ist dann durch das allmähliche Versagen der Immunabwehr charakterisiert. Es tritt eine Vielzahl von Infektionen mit Erregern auf, die einem Gesunden normalerweise nichts ausmachen. Typisch ist auch die Bildung von bösartigen Tumoren. Ist das Endstadium erreicht, was viele Jahre dauern kann, ist der Tod unausweichlich.

Therapie

Eine Heilung ist zwar bislang nicht möglich, mit bestimmten Medikamenten gelingt es aber, den Verlauf hinauszuzögern. Die auftretenden Infektionen werden dem jeweiligen Erreger entsprechend behandelt.

Prophylaxe

Aus dem Übertragungsweg ergeben sich auch die Maßnahmen zur Vorbeugung. Eine hohe Ansteckungsgefahr besteht beim Geschlechtsverkehr, deshalb nur geschützte Sexualkontakte. Große Vorsicht bei Kontakten mit Blut oder dem Gebrauch von medizinischen Instrumenten. Idealerweise wird steriles, originalverpacktes Einmalmaterial verwendet. Die Sterilisationsmethoden bei Ärzten und

Krankenhäusern in tropischen Ländern sind manchmal nicht sehr effektiv. Je nach Art der Reise empfiehlt es sich, sterile Nadeln, Spritzen und wichtige Instrumente selbst dabeizuhaben.

Bilharziose

Theodor Bilharz
Die Bilharziose ist nach dem deutschen Tropenarzt Theodor Bilharz benannt, der die Ursache für diese Erkrankung im Jahre 1852 fand.

Die Bilharziose ist in den Tropen und Subtropen weit verbreitet. Sog. Schistosomen, auch als Pärchenegel bekannt, sind für die Erkrankung verantwortlich. Die Larven dieser Schistosomen, die in einer bestimmten Schneckenart in warmem, ruhigem oder leicht fließendem Süßwasser heranreifen, durchdringen bei Wasserkontakt die menschliche Haut. Über die Blut- und Lymphgefäße gelangen sie in die Leber, wo sie zu fertigen Pärchenegeln werden. Diese Egel verbreiten sich dann im Körper in mehreren Organen, hauptsächlich in Blase und Darm, aber auch in Lunge, Leber und Gehirn. Die Eier dieser Schistosomen werden mit dem Urin oder dem Stuhl wieder in das Wasser abgegeben, entwickeln sich zu Larven und werden von den Schnecken aufgenommen. Der Kreislauf beginnt von Neuem.

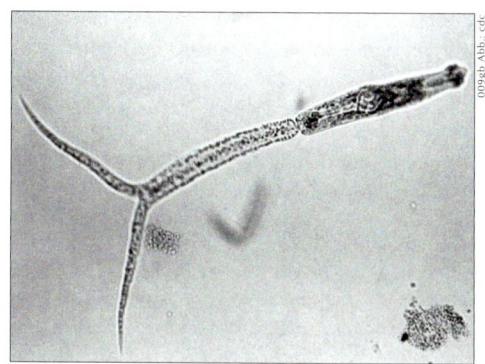

009gb Abb. - cdx

▶ *Schistosomen: Erreger der Bilharziose*

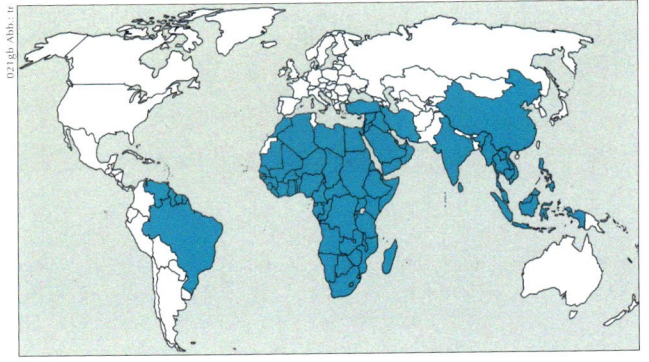

Reisemedizinisch relevante Erkrankungen

Symptome

▲ *Bilharziose*

Bereits kurze Zeit, nachdem die Larven in die menschliche Haut eingedrungen sind, kommt es zu starkem Juckreiz und Hautausschlag an der Eindringstelle, manchmal auch zu Fieber. Die Symptome bessern sich zunächst wieder. Nach etwa zwei Wochen steigt das Fieber erneut stark an, das Allgemeinbefinden ist erheblich eingeschränkt. Neben Kopfschmerzen schwellen auch die Leber und Milz an. Dieses Erkrankungsstadium kann einige Wochen anhalten. Die weiteren Beschwerden hängen ganz davon ab, an welchem Ort sich die Pärchenegel im Körper niederlassen. Bei einem Darm-

Badedermatitis

Ähnliche Erreger wie bei der Bilharziose gibt es auch bei uns, z. B. im Sommer in warmen Badeseen. Die Larven dringen ebenfalls in die Haut ein, kommen dann aber über das Blut oder das Lymphgefäßsystem nicht weiter und können keine Organe befallen. An der Haut verursachen sie Juckreiz und Ausschläge, die sich gelegentlich infizieren können.

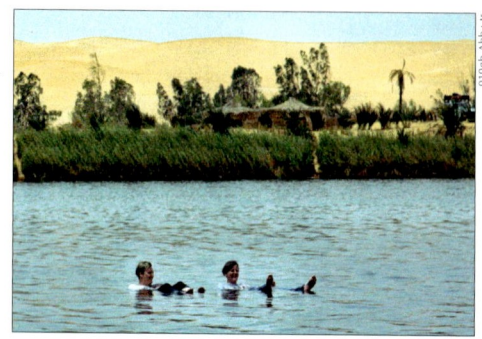

▶ *Mandaraseen in Libyen: Es gibt dort Salz- und Süßwasserseen. In Süßwasser besteht Bilharziosegefahr*

befall leidet der Patient an Bauchschmerzen und blutigen Durchfällen. Ein Befall der Harnblase äußert sich in Schmerzen beim Wasserlassen und blutigem Urin. Der Befall begünstigt Infektionen mit anderen Erregern. Entzündungen der Harnwege oder Niere sind die Folge.

Therapie

Dank moderner Medikamente ist die Behandlung der Bilharziose einfach, zuverlässig und nebenwirkungsarm. Das Mittel heißt Praziquantel und muss zweimal innerhalb von vier Stunden eingenommen werden. Die Dosis berechnet sich aus dem Körpergewicht. Entscheidend ist die möglichst frühzeitige Diagnose, denn durch den Befall verursachte Organschäden können nicht mehr repariert werden.

Prophylaxe

Die wichtigste Prophylaxe ist das Wissen, dass in tropischen Gewässern die Bilharziose vorkommen kann. Wasserkontakt sollte deshalb vermieden werden. Da die Schistosomen sich nur bei Vorhandensein einer Schneckenart vermehren können, werden (sollten zumindest) in betroffenen Ländern diese Schnecken bekämpft.

Chikungunya

Die Erkrankung Chikungunya kommt hauptsächlich in Afrika südlich der Sahara, im Nahen Osten sowie in Asien vor. Bis vor Kurzem galt Südeuropa als frei von Chikungunya, im Jahre 2007 wurden aber in Italien mindestens 100 Fälle registriert. Die Krankheit breitet sich also aus. Nicht selten kommt es zu einem epidemieartigen Auftreten. Die Erreger sind Viren, die von unterschiedlichen Stechmückenarten übertragen werden.

Chikungunya
Der Begriff Chikungunya kommt aus Kenia/Tansania und bedeutet „sich zusammen krümmen".

Symptome

Nach dem Stich einer infizierten Mücke dauert es nur wenige Tage, bis sich erste Anzeichen bemerkbar machen. Typisch ist ein plötzlicher Beginn mit hohem Fieber und Schüttelfrost, begleitet von Glieder- und Gelenkschmerzen. Nach etwa einer Woche kommt es zu einer Besserung der Beschwerden, oft sogar zu einem völligen Verschwinden der Symptome. Innerhalb weiterer vier Tage steigt das Fieber wieder an und es treten heftigste Gelenk-, Glieder- und Muskelschmerzen auf, die der Chikungunya ihren Namen geben. Meistens entwickelt sich ein knötchenförmiger, schuppender Hautausschlag. Die starken Gelenk- und Gliederschmerzen können Wochen, ja sogar Monate andauern, bis sie allmählich wieder verschwinden. Dennoch ist die Prognose gut, tödliche Verläufe kommen so gut wie nicht vor.

Therapie

Eine ursächliche Behandlung der Chikungunya ist nicht möglich. Man muss sich auf die Gabe von Schmerzmitteln, die entzündungshemmende Wirkstoffe wie Ibuprofen (Aktren®) oder Diclofenac (Voltaren®) enthalten, beschränken. Mit Physiotherapie und Krankengymnastik erreicht man ebenfalls

Reisemedizinisch relevante Erkrankungen

eine gewisse Besserung der Beschwerden. Kortisonpräparate sind nutzlos. Acetylsalicylsäure (ASS,
Aspirin®) darf wegen der Gefahr von Blutungen
nicht genommen werden.

Prophylaxe

Eine Impfung oder die vorsorgliche Einnahme von
Medikamenten ist nicht möglich. Es bleibt also nur
die Möglichkeit übrig, durch Maßnahmen zum Mü-
ckenschutz Stiche und somit eine Infektion zu vermeiden.

Cholera

Die Cholera ist weltweit verbreitet, hauptsächlich in
Asien, Afrika und Lateinamerika. Auch in Europa
war die Cholera in Kriegszeiten gar nicht mal so selten. Die Cholera tritt gerne epidemieartig nach Naturkatastrophen auf. Die Erreger der Cholera sind
Bakterien, die sog. Vibrionen. Sie werden fäkal-oral
übertragen, also durch verunreinigtes Wasser und
Nahrungsmittel. Deshalb ereignen sich Ausbrüche
bei größeren Menschenansammlungen unter sehr
schlechten hygienischen Bedingungen wie z. B. in

*▼ Cholera-
Verbreitung*

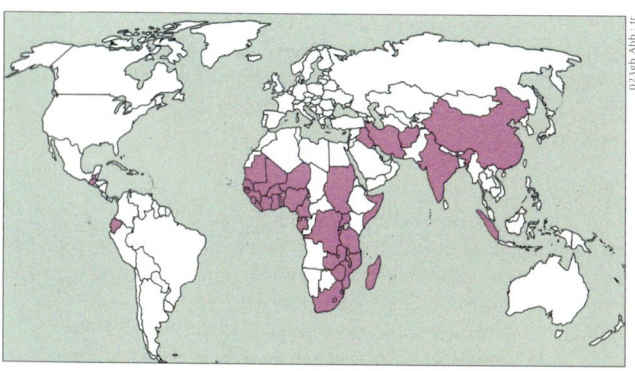

Flüchtlingslagern. Die Vibrionen sind hoch ansteckend, es genügen relativ wenige Bakterien, um eine Erkrankung auszulösen. Im Durchfall von Erkrankten befinden sich die Choleraerreger und verbreiten sich dadurch weiter.

Symptome

Nach Aufnahme der Bakterien über das Trinkwasser oder Lebensmittel machen sich erste Symptome bereits nach wenigen Stunden bemerkbar. Ziemlich rasch kommt es zu andauernden und schweren wässrigen Durchfällen. Entsprechend dem Aussehen spricht man von Reiswasserstühlen. Die Durchfälle sind derart stark, dass der Körper innerhalb weniger Stunden mehrere Liter an Flüssigkeit verlieren kann. Dies führt dann zu einem gravierenden Krankheitsgefühl, der Organismus trocknet regelrecht aus. Durch diesen Verlust an Flüssigkeit wirken die Patienten benommen, der Kreislauf kann innerhalb eines Tages versagen bis hin zum Tod. Besonders gefährdet sind Kinder, Kranke und Senioren.

Neben dem beschriebenen Vollbild der Erkrankung gibt es auch milder verlaufende Fälle. Kommt es zu keinen schwerwiegenden Komplikationen hören die Durchfälle nach maximal einer Woche wieder auf, die Patienten erholen sich eigenartigerweise sehr rasch.

Therapie

Die Behandlung besteht in erster Linie in einem Ersatz der verlorenen Flüssigkeit. Sollte der Cholerapatient aufgrund der ausgeprägten Schwäche nicht mehr selbst trinken können, müssen Infusionen gegeben werden. Optimal wäre das Trinken einer sog. oralen Rehydrationslösung. Bewährt hat sich auch, den Patienten Reiswasser (nicht mit dem Reiswasserstuhl zu verwechseln) zu geben, also das Wasser,

Orale Rehydrationslösung
Nach den Empfehlungen der WHO setzt sich diese Lösung aus 3,6 g Kochsalz, 1,5 g Kaliumchlorid, 2,9 g Trinatriumcitratdihydrat, 20 g Glukose pro 1 Liter Trinkwasser zusammen. Diese Lösung ist als Fertigmischung in Apotheken erhältlich.

mit dem der Reis gekocht wurde. Das liegt an dem Gehalt an bestimmten Zuckermolekülen im Reiswasser. Da es sich um Bakterien handelt, kann auch ein Antibiotikum (z. B. Doxycyclin) gegeben werden. Damit lässt sich der Verlauf etwas abkürzen und mildern.

Prophylaxe

An erster Stelle steht hier wieder die Einhaltung von Hygieneregeln im Vordergrund. Neben der Körperhygiene ist hauptsächlich die Verwendung von filtriertem oder chemisch behandeltem Trinkwasser wichtig. Im Gegensatz zu früher steht heute ein wirksamer Impfstoff zur Verfügung, der sehr gut verträglich ist und eine bis zu 90%ige Schutzrate erreicht.

Dengue

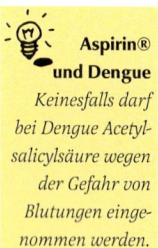

Aspirin® und Dengue
Keinesfalls darf bei Dengue Acetylsalicylsäure wegen der Gefahr von Blutungen eingenommen werden.

Dengue (sprich: Dengi) ist in Mittel- und Südamerika, Afrika und Asien weit verbreitet. Einzelne Fälle treten auch in Südeuropa und Australien auf. Jährlich erkranken weltweit etwa 100 Millionen Menschen daran. Dengue zählt neben der Malaria zu der wichtigsten Tropenkrankheit. In Deutschland werden jedes Jahr etwa 1000 von Touristen mitgebrachte Dengue-Erkrankungen registriert. Die Dunkelziffer dürfte um einiges höher liegen. Dengue wird von Viren verursacht. Übertragen werden die Viren durch Stechmücken der Gattung Aedes. Es gibt insgesamt vier Arten von Dengue-Viren. Besonders problematisch wird es, wenn man sich nach einer durchgemachten Dengue-Erkrankung später noch einmal mit einem anderen Typ Dengue-Viren infiziert. Die Symptomatik verläuft dann weitaus schwerwiegender, es besteht die Gefahr von Blutungen. Bis zu 20 % der Fälle enden tödlich.

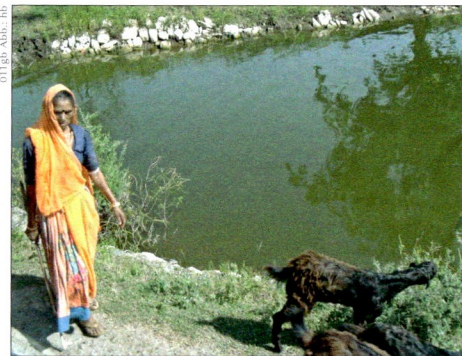

Feuchtgebiete sind Brutstätten krankheitsübertragender Insekten

Symptome

Nach der Infektion kommt es nach fünf bis zehn Tagen zu einem ausgeprägten Krankheitsgefühl mit hohem Fieber, Kopf-, Gelenk- und Gliederschmerzen sowie Rückenschmerzen. Fast immer tritt ein Hautausschlag auf, der zunächst am Rumpf beginnt und sich dann in Richtung Arme, Beine und Kopf ausbreitet. Typisch für den Hautausschlag ist, dass man die Rötung mit dem Finger oder der Hand wegdrücken kann. Manchmal klagen die Patienten

Verbreitung von Dengue

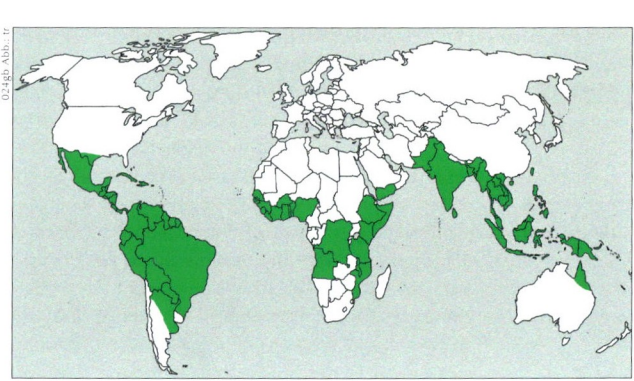

über Übelkeit und Durchfall. Vereinzelt werden innere Blutungen, Nervenentzündungen und Leberentzündungen festgestellt.

Nach einer Woche gehen die Beschwerden zunächst zurück, um nach wenigen Tagen erneut und deutlich stärker wiederzukommen. Der Heilungsverlauf kann sich über viele Wochen hinziehen.

Therapie

Eine kausale (ursächliche) Therapie ist wie bei den meisten Virusinfektionen nicht möglich. Die Behandlung beschränkt sich auf symptomatische Maßnahmen wie Bettruhe, Infusionen und die Gabe von Schmerzmitteln.

Prophylaxe

Ein Impfstoff steht nicht oder noch nicht zur Verfügung. Es wird aber an der Entwicklung eines Impfstoffes intensiv geforscht, sodass in einigen Jahren evtl. eine Immunisierung zur Verfügung steht. Bis dahin muss man sich mit Moskitonetzen und Insektenschutzmittel vor den Stechmücken schützen.

FSME

Stechen oder beißen Zecken? *Zecken gehören nicht zu den Insekten, sondern zu den Spinnentieren. Deshalb stechen sie nicht wie Moskitos, sie beißen mit ihren Mundwerkzeugen.*

Die FSME oder Frühsommermeningoenzephalitis kommt in Mitteleuropa vor, hauptsächlich in Süddeutschland, Österreich, Tschechien, Südskandinavien und Osteuropa. Die Krankheit wird von Viren übertragen, die sich in den Speicheldrüsen von Zecken befinden. Wird man nun von einer Zecke gebissen, gelangen die Viren umgehend mit dem Zeckenspeichel in den Körper des Menschen. Zecken bevorzugen eine feuchte Umgebung und lauern auf Grashalmen oder in Buschwerk auf ein vorbeiziehendes Opfer, um sich abstreifen zu lassen. Die Zecken erreichen dabei eine maximale Kletterhöhe von einem Meter. Keinesfalls lassen sie sich von

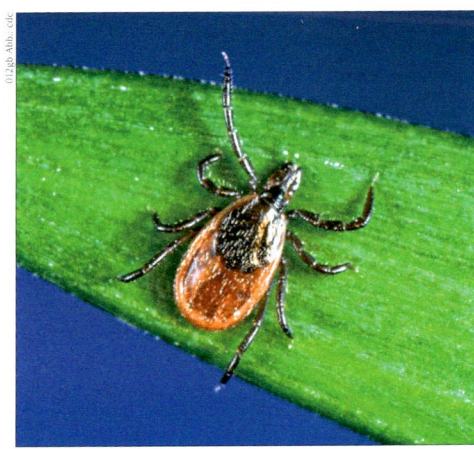

◀ *Die Zecke überträgt FSME und Borreliose*

Bäumen herabfallen. Bei Weitem nicht jede Zecke trägt das Virus in sich. In Hochrisikogebieten sind bis zu 10 % aller Zecken befallen.

Wie entfernt man Zecken?

Zecken stechen nicht, sie beißen mit ihren Mundwerkzeugen, um Blut zu saugen. Da diese Mundwerkzeuge kein Gewinde haben, ist das oft empfohlene Herausdrehen in eine bestimmte Richtung Unsinn. Wichtig ist die möglichst rasche Entfernung der Zecke. Dabei darf der Leib der Zecke keinesfalls gequetscht werden, da sich die Borreliose-Bakterien im Darm der Zecke befinden und diese beim Quetschen erst recht in den Körper des Menschen hineingepresst werden. Die FSME-Viren „wohnen" in den Speicheldrüsen der Zecke und werden sofort nach einem Biss übertragen. Mit einer speziellen Zeckenzange oder Zeckenkarte muss die Zecke zwischen Haut und Zeckenkopf gefasst und durch Zug entfernt werden. Sehr gut ist auch eine kleine Pinzette, eine sog. Splitterpinzette, zum Entfernen der Zecke geeignet. Alte Hausmittel wie Klebstoff, Alkohol etc. sollten nicht verwendet werden, davon wird der Zecke nur schlecht, sie muss erbrechen und gibt dabei wiederum die Erreger ab.

Symptome

Zecken können in Europa zwei Krankheiten übertragen: FSME und Borreliose

In Süddeutschland und Österreich sind Zecken ein nicht zu unterschätzendes Problem. Neben FSME kann auch die durch Bakterien verursachte Borreliose (Befall des Nervensystems) übertragen werden.

Selbst wenn die Viren beim Biss der Zecke übertragen werden, führt dies nicht automatisch zu einer Infektion. In etwa 30 % aller Fälle bricht die Erkrankung dann aus, wobei die FSME in zwei Phasen verläuft. Zunächst sind die Beschwerden recht untypisch und gleichen denen eines normalen grippalen Infektes: Abgeschlagenheit, Temperaturerhöhung, Gelenk- und Gliederschmerzen, Kopfschmerzen, Reizerscheinungen der Atemwege, Übelkeit, Erbrechen und Durchfall. Nach dieser ersten Phase dauert es Wochen bis Monate, ehe die zweite Phase beginnt. Diese ist gekennzeichnet durch den Befall des Nervensystems. In der Hälfte aller Fälle kommt es zu einer Entzündung der Gehirnhäute (Meningitis). Entzündungen des Gehirns und der Nerven mit nachfolgenden Lähmungserscheinungen sind ebenfalls keine Seltenheit. Nach dem zweiten Stadium lassen sich bei 30 % der Betroffenen irreparable Nervenschäden feststellen.

Therapie

Eine Therapie, mit der die FSME-Erkrankung ursächlich behandelt werden kann, gibt es leider nicht. Man hat lediglich die Möglichkeit die Symptome zu lindern (sog. symptomatische Behandlung).

Prophylaxe

Seit vielen Jahren ist eine zuverlässige und gut verträgliche Impfung gegen die FSME möglich. Diese wird für Bewohner und Reisende in Endemiegebieten empfohlen. Mindestens den gleichen Stellenwert hat die Vermeidung von Zeckenbissen durch eine Expositionsprophylaxe, das heißt: lange, körperdeckende Kleidung und die Anwendung von Repellentien. Unter den Insektenschutzmitteln helfen nachweislich nur zwei Substanzen: Icaridin (z. B. in Autan® oder Nobite® Sensitiv) und ein

Extrakt aus der Kokospalme (z. B. in Zanzarin®). Diese Mittel bieten auch nur einen Schutz für einen gewissen Zeitraum, meist nur zwei bis vier Stunden. Alle anderen Insektenschutzmittel haben sich als weitgehend wirkungslos gegen Zecken erwiesen. Die Repellentien sollen dabei nicht nur auf die unbedeckte Haut aufgetragen werden, sondern vor allem auch in Hautfalten, in denen es warm und feucht ist (Kniegelenk, Ellenbogen). Eine Zecke beißt nicht an Ort und Stelle zu, sie sucht sich erst eine für sie angenehme Stelle. Schließlich sollte nach dem Aufenthalt im Freien in zeckengefährdeten Gebieten der ganze Körper umgehend nach Zecken abgesucht werden.

Gelbfieber

Gelbfieber ist eine ausschließlich durch Stechmücken auf den Menschen übertragene Virusinfektion. Gelbfieber tritt in den tropischen und subtropischen Gebieten zwischen dem 15. Grad nördlicher und 20. Grad südlicher Breite in Afrika und in Südamerika auf. In Asien gibt es kein Gelbfieber.

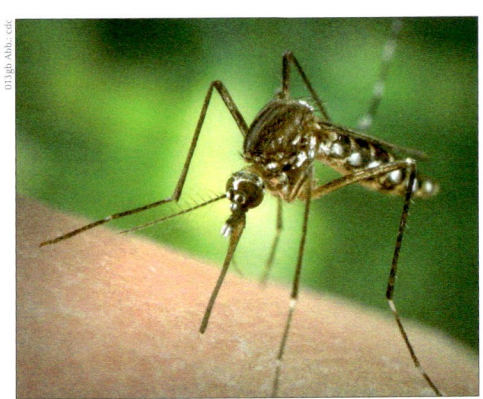

◄ *Die Aedesmücken übertragen Gelbfieber und Dengue*

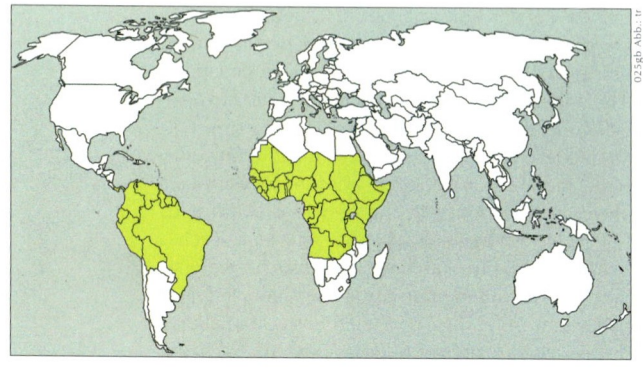

▲ Gelbfieber-Verbreitung

Symptome

Das Gelbfiebervirus wird durch den Stich verschiedener Stechmücken auf den Menschen übertragen. Nach dem Mückenstich vermehrt sich das Virus im Körper für drei bis sechs Tage, ohne dass Symptome auftreten. Nach dieser Zeit beginnt die Erkrankung plötzlich unter Zeichen einer schweren Allgemeininfektion mit hohem Fieber, Schüttelfrost, Kopf- und Muskelschmerzen, Abgeschlagenheit und Übelkeit. Neben Fieber werden in dieser ersten Infektionsphase häufig ein relativ niedriger Puls und eine Entzündung der Augenbindehaut beobachtet. Oft tritt nach vier bis fünf Tagen eine kurze Phase der Besserung für 24 Stunden auf.

Bei einem Teil der Patienten verstärken sich die Symptome des Allgemeininfekts dann wieder, die Krankheit tritt in die Phase der Organvergiftung ein. Als Zeichen der Leberschädigung kommt es zu Übelkeit, Erbrechen, Bauchschmerzen und einer Gelbfärbung der Haut. Das Gelbfieber kann auch als sog. hämorrhagisches Fieber verlaufen mit kleinen oder großen flächenhaften Hautblutungen und insbesondere Blutungen im Magen-Darm-Trakt (Bluterbrechen, Blut im Stuhl). Eine Minderausscheidung von Urin deutet auf eine Beteiligung der Nieren hin. Die Schädigung von Nieren und Leber führt zu einer verringerten Ausscheidung von Stoffwechselprodukten. Die Anhäufung dieser Stoffwechselprodukte im Gehirn kann bis zur Bewusstlosigkeit und zum Tod führen. Das Stadium der Organvergiftung dauert 7 bis 10 Tage und kann im Tod durch Leberversagen, Kreislaufschock oder Stoffwechselentgleisung enden. Ein Teil der Patienten überlebt das Vergiftungsstadium und erholt sich im Lauf von mehreren Wochen von der Infektion. Insgesamt versterben 20 bis 50 % der Patienten mit schweren Verlaufsformen.

Therapie

Es gibt keine speziellen Behandlungsmöglichkeiten für Gelbfieber. Nach Ausbruch der Krankheit kommen ausschließlich Maßnahmen zur Anwendung, die die Symptome lindern. Die Behandlung des Gelbfiebers erfolgt wegen der Schwere der Erkrankung üblicherweise auf der Intensivstation. Ziel ist es, die Auswirkungen der gestörten Körperfunktionen durch moderne Medizintechnik abzumildern.

Prophylaxe

Seit vielen Jahren gibt es eine sehr sichere und zuverlässige Impfung gegen Gelbfieber. Daneben besteht die Möglichkeit, durch konsequenten Schutz vor Stechmücken die Möglichkeit einer Krankheitsübertragung zu verringern.

Hauterkrankungen

Es ist eine Vielzahl von entzündlichen Hauterkrankungen möglich, meistens von Bakterien oder Parasiten verursacht. Gerade bakterielle Entzündungen der Haut haben ihre Ursachen in den besonderen

Reisemedizinisch relevante Erkrankungen

Bedingungen, die in Ländern mit tropischem Klima herrschen. Starkes Schwitzen, Hitze, Schwüle und eine Überlastung des Immunsystems machen die Haut viel anfälliger für lokale Infektionen. Eine minimale, eigentlich belanglose Verletzung, die in Mitteleuropa innerhalb kürzester Zeit abheilen würde, stellt eine Eintrittspforte für Erreger dar, auf die das Immunsystem des Reisenden nicht vorbereitet ist. Hier hilft nur, die Körperhygiene nicht zu vernachlässigen und nach Möglichkeit die Haut vor allzu großer Belastung zu schützen. Bewährt hat sich nach Hautverletzungen, und wenn sie noch so klein sind, die Anwendung eines Hautdesinfektionsmittels.

Hepatitis A

Verbreitung der Hepatitis A

Die Hepatitis A ist nicht unbedingt eine Tropenerkrankung. Sie kam und kommt durchaus auch in Mitteleuropa vor, bereits südlich der Alpen beginnt das Epidemiegebiet. Die Hepatitis A tritt vermehrt unter unzureichenden Hygienestandards auf. Viele Deutsche machten deshalb während des Zweiten Weltkrieges oder kurz danach Bekanntschaft mit dieser Erkrankung.

Die Hepatitis A kommt weltweit vor, besonders bei mangelhaften Hygienestandards. In Mitteleuropa tritt die Hepatitis nur sporadisch auf, in tropischen und subtropischen Ländern hingegen haben fast alle Menschen die Erkrankung bereits im Kindesalter durchgemacht. Die Hepatitis A ist eine typische Reiseerkrankung. Die Erreger sind Viren, die durch verunreinigte Nahrungsmittel oder Trinkwasser, manchmal auch durch Schmierinfektion übertragen werden. Man spricht also von einer fäkal-oralen Übertragung.

Symptome

Die Symptome können sehr verschieden ausgeprägt sein. Manchmal wird eine Infektion gar nicht bemerkt, ein anderes Mal zeigt sich ein schweres Krankheitsbild. Normalerweise beginnt eine Hepa-

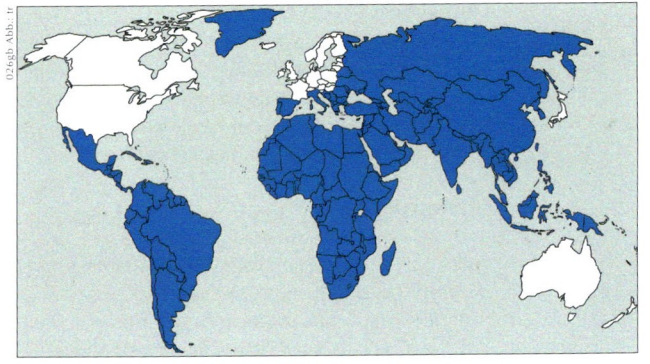

Verbreitung von Hepatitis A

titis A zwei bis sechs Wochen nach der Infektion mit Allgemeinbeschwerden wie Muskel- und Gelenkschmerzen, Kopfschmerzen, Übelkeit, Erbrechen und Abgeschlagenheit. Durch die Entzündung der Leber bemerkt man eine Gelbfärbung der Haut und der Augen (Gelbsucht), bei der Blutuntersuchung lassen sich erhöhte Leberwerte feststellen. Nach etwa zwei bis drei Wochen kommt es dann zu einer allmählichen Besserung, in dieser Zeit klagen die Patienten über eine mitunter ausgeprägte Müdigkeit und Antriebslosigkeit. In aller Regel heilt eine Hepatitis A ohne Folgen aus, in 1 bis 3 % der Fälle ist aber mit schwerwiegenden Komplikationen bis hin zum Tod zu rechnen.

Therapie

Auch hier ist wieder keine ursächliche Therapie möglich, man kann lediglich versuchen, die Symptome zu mildern. Neben einer allgemeinen körperlichen Schonung ist es besonders wichtig, keine Medikamente einzunehmen, die die Leber belasten können. Dies gilt insbesondere für Alkohol, man wird mindestens ein halbes Jahr abstinent leben müssen.

Prophylaxe

Die wichtigste Prophylaxe ist die aktive Impfung. Seit vielen Jahren steht ene äußerst zuverlässige und sehr gut verträgliche Impfung zur Verfügung. Daneben sollten Regeln der Körper- und Nahrungsmittelhygiene beachtet und eingehalten werden.

Hepatitis B

Die Hepatitis B existiert weltweit mit einer Häufung in tropischen und subtropischen Ländern oder in Ländern mit nicht optimalen hygienischen Verhältnissen. Die Erreger der Hepatitis B sind Viren, die durch den Kontakt mit Blut oder anderen Körperflüssigkeiten eines Infizierten übertragen werden. Nicht nur frisches Blut, auch Blutkonserven können infiziert sein. Die Erkrankung verursacht eine Entzündung der Leber, die nicht selten mit bleibenden Schäden der Leber bis hin zum Leberversagen und zum Leberkrebs endet.

Symptome

Mehrere Wochen bis Monate nach der Infektion beginnt die Erkrankung mit Fieber, Schwäche, Übelkeit und Erbrechen. Oft klagen die Patienten über Gelenk- und Muskelbeschwerden sowie einen Hautausschlag. Durch die entzündlich bedingte Funktionsstörung der Leber kann es zu einer Gelbfärbung der Haut kommen. Die Ausprägung der Beschwerden kann dabei von sehr leicht bis schwer variieren.

Bei bis zu 10 % der Erkrankten geht die Hepatitis B in eine chronische Phase über. Diese ist von wiederholten Krankheitserscheinungen gekennzeichnet. Problematisch ist die chronische Entzündung der Leber, die im Laufe der Zeit zu einer zunehmenden Zerstörung der Leberzellen führt. Schwere Funktionsstörungen sind dann die Folge.

Therapie

Neben der Behandlung der Allgemeinbeschwerden, Alkoholverbot und Umstellung der Ernährung gibt es eine Reihe moderner und teurer Medikamente, die die Entzündung der Leber unterdrücken sollen, um eine Zerstörung der Leberzellen zu vermeiden oder zumindest hinauszuzögern. Um ein Leberversagen abzuwenden, ist manchmal eine Lebertransplantation nötig, was dann aber mit einer eingeschränkten Lebensqualität einhergeht.

Prophylaxe

Neben einer Impfung ist es wichtig, äußerste Vorsicht beim Kontakt mit Blut oder Körperflüssigkeiten walten zu lassen. Dies kann durch das Tragen von Schutzhandschuhen bei Kontakt mit Blut (z. B. bei der Unfallhilfe), durch geschützte Sexualkontakte und durch die Benutzung garantiert steriler Instrumente und Materialien bei medizinischen Eingriffen erreicht werden. In Ländern mit mangelhaftem oder nicht funktionierendem Gesundheitswesen schadet es nicht, sterile Spritzen, Nadeln und Instrumente mitzunehmen. Diese Vorgehensweise schützt dann gleichzeitig auch vor AIDS.

▼ *Verbreitung von Hepatitis B*

Reisemedizinisch relevante Erkrankungen

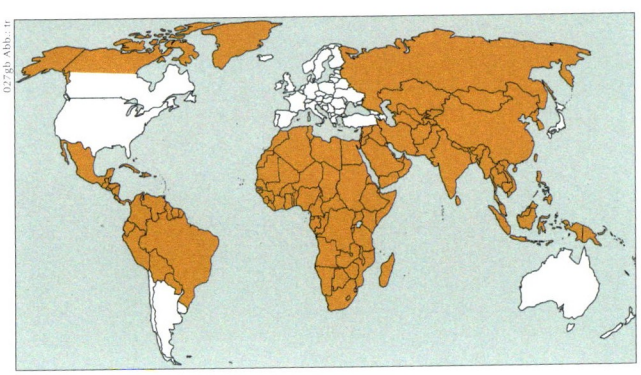

027 gb Abb. 1r

Hepatitis C

Für die Hepatitis C gilt Vergleichbares wie für die Hepatitis B: Weltweites Vorkommen und parenterale Übertragung, also durch Blutkontakte, weniger häufig durch Sexualkontakte. Besonders betroffen sind Dialysepatienten, Patienten nach Transplantationen und Drogenabhängige. Der Verlauf der Erkrankung ist oft chronisch mit einem allmählichen Untergang der Leberzellen.

Symptome

Nicht selten sind die Symptome leichterer Art in Form von Leistungsminderung und Bauchschmerzen. Bei der Blutuntersuchung fallen erhöhte Leberwerte auf. Uncharakteristische Beschwerden dürfen nicht darüber hinwegtäuschen, dass die Leberentzündung schleichend zu einer Leberzerstörung führt.

Therapie

Durch die Behandlung mit Interferon lässt sich zwar der Verlauf hinauszögern, eine Heilung gelingt aber selten. Daneben gibt es noch andere moderne Me-

▼ *Verbreitung von Hepatits C*

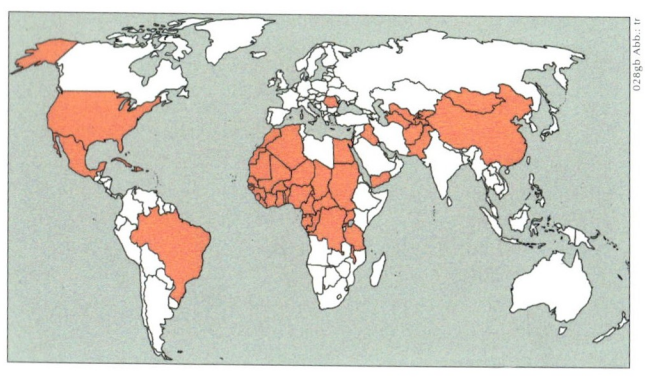

dikamente, die sich teilweise noch in der Erprobungsphase befinden.

Prophylaxe

Eine Impfung gibt es nicht. Schützen kann man sich durch die Vermeidung von Blutkontakten, die Verwendung von sterilem medizinischem Material und durch geschützte Sexualkontakte.

Influenza (echte Grippe)

Die echte Grippe darf nicht mit einem banalen „grippalen" Infekt verwechselt werden. Umgangssprachlich wird hierfür oft fälschlicherweise die Bezeichnung „Grippe" verwendet. Die Influenza ist weltweit verbreitet und tritt hauptsächlich in der kalten Jahreszeit auf. Erreger der Grippe sind Viren, die Ansteckung erfolgt durch eine Tröpfcheninfektion (aerogener Übertragungsweg).

Symptome

Typisch für eine Influenza ist ein schlagartiger Beginn aus völliger Gesundheit heraus. Es kommt zu hohem Fieber mit einer ausgeprägten Abgeschlagenheit. Die Schwäche ist derart extrem, dass selbst wenige Schritte unmöglich erscheinen. Zusätzlich klagen Betroffene über Übelkeit und starke Kopf-, Muskel- und Gelenkschmerzen. Symptome wie Husten oder Schnupfen, die an eine Erkältung erinnern, können auftreten, müssen aber nicht. Die akuten Beschwerden klingen zwar nach zehn Tagen wieder ab, eine nicht unerhebliche Leistungseinschränkung und Müdigkeit kann aber über viele Wochen andauern.

Gar nicht mal so selten entwickeln sich ernste Komplikationen durch Lungen-, Herzmuskel- oder Hirnentzündung.

Antigendrift und Antigenshift
Das Problem bei den Grippeviren ist, dass sie ihr „Aussehen" ständig ändern. Diesen Vorgang nennt man Antigendrift und Antigenshift. Da fast jedes Jahr ein neuer Typ Grippeviren auftritt, ist das Immunsystem darauf nicht vorbereitet. Deshalb muss der Grippeimpfstoff auch jährlich angepasst werden.

Reisemedizinisch relevante Erkrankungen

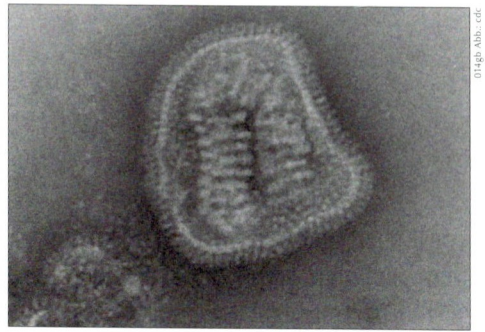

▶ *Grippevirus unter dem Elektronenmikroskop*

Therapie

Neuerdings gibt es Medikamente, sog. Neuraminidase-Hemmer (z. B. Tamiflu®), die den Krankheitsverlauf deutlich abschwächen und abkürzen können. Dazu ist es aber nötig, diese möglichst unmittelbar nach Auftreten der ersten Symptome anzuwenden. Ansonsten besteht die Behandlung nur aus allgemeinen Maßnahmen wie Bettruhe und Be-

Vogelgrippe

Die Vogelgrippe ist eigentlich eine Erkrankung, die auf Geflügel beschränkt ist. Nun stellte sich der Virustyp H5N1 als sehr infektiös heraus und kostete Tausende von Vögeln das Leben. Es kam auch vereinzelt zu einer Infektion von Menschen, vor allem in Südostasien. Hierzu ist aber ein sehr enger und ständiger Kontakt zu Geflügel notwendig. Problematisch ist, dass sich menschliche Grippeviren und Vogelgrippeviren vereinigen können, sollte sich jemand gleichzeitig mit beiden Viren infizieren. Dabei könnte ein absolut neues Grippevirus herauskommen, das an Aggressivität alles bisher Bekannte in den Schatten stellt und somit zu einer weltweiten Epidemie (Pandemie) mit verheerenden Folgen führen könnte.

kämpfung der Symptome. Auf das Auftreten von Komplikationen ist zu achten, um rechtzeitig Gegenmaßnahmen ergreifen zu können.

Prophylaxe

Hier gibt es die Influenza-Impfung, die jedes Jahr neu am besten im Herbst verabreicht wird. Durch die frühe Immunisierung noch vor der Grippe-Hauptsaison soll ein möglichst vollständiger Impfschutz erreicht werden. Wichtig zu wissen: Die Influenza-Impfung schützt nur gegen die echte Grippe, auf die üblichen Erkältungskrankheiten hat sie keinerlei Einfluss. Da die Influenza über Tröpfchen übertragen wird, ist es günstig, bei Epidemien Menschenansammlungen zu vermeiden.

Japanische Enzephalitis

Die Japanische Enzephalitis kommt nur in Südostasien vor. Hier v. a. in ländlichen Regionen von Indien bis Japan, besonders aber in Malaysia, Indonesien, Papua-Neuguinea und auf den Philippinen. Eine Häufung von Erkrankungsfällen ist sowohl im Sommer als auch in Gegenden mit Reisanbau und Schweinezucht zu beobachten. Die Erreger sind Viren, die durch Stechmücken übertragen werden. In Japan tritt diese Art einer Enzephalitis durch Bekämpfungsmaßnahmen nur noch äußerst selten auf.

▼ In Reisanbaugebieten muss mit Japanischer Enzephalitis gerechnet werden

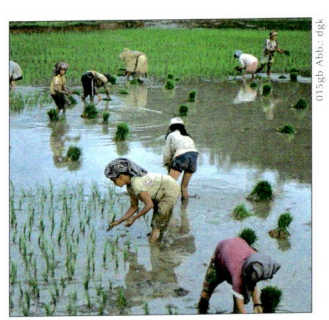

015gb Abb.: dgk

Symptome

Glücklicherweise verlaufen die meisten Infektionen sehr leicht. Ein Teil der Patienten entwickelt ein bis zwei Wochen nach der Infektion zunächst Zeichen einer Erkältung und eines Magen-Darm-

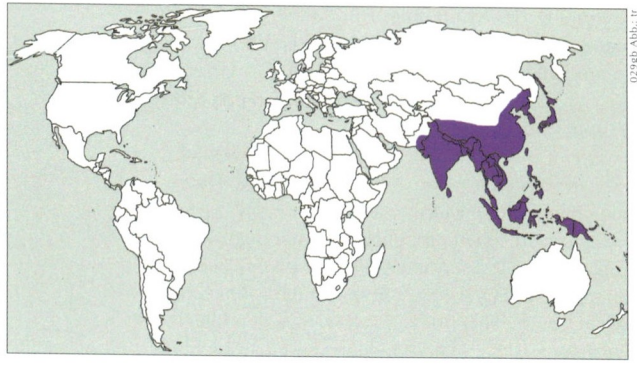

▲ Auftreten der Japanischen Enzephalitis

Infekts. Dann kommt es zu einer Entzündung von Gehirn und Gehirnhäuten. Dies äußert sich in Bewusstseinsstörungen, Krampfanfällen, Lichtscheue, Zittern, Lähmungen oder psychiatrischen Auffälligkeiten. In bis zu einem Viertel aller Erkrankungen verläuft die Japanische Enzephalitis tödlich. Relativ häufig sind bleibende Schäden mit wiederholten Krampfanfällen und Einbußen in der geistigen Leistungsfähigkeit.

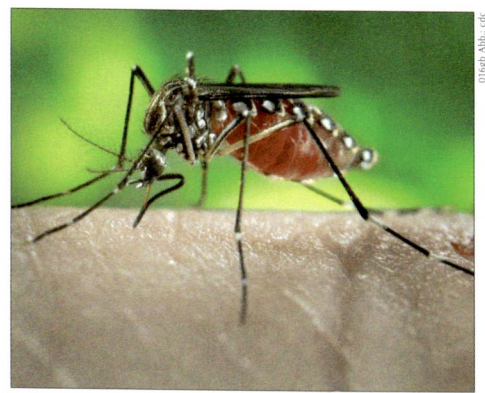

▶ Die Culex-Mücken übertragen Japanische Enzephalitis und Chicungunya

Therapie

Leider gibt es keine kausale Behandlungsmöglichkeit. Man kann lediglich versuchen, die neurologischen und psychiatrischen Symptome durch Medikamente zu bekämpfen.

Prophylaxe

Neben dem Schutz vor Stechmücken mit Moskitonetzen und Repellentien gibt es eine wirksame Impfung gegen die Japanische Enzephalitis.

Krim-Kongo-Fieber

Das Krim-Kongo-Fieber kommt vor in den Balkanländern, in den südlich gelegenen Ländern der ehemaligen UdSSR, im Nahen und Mittleren Osten, China, Indien, auf der arabischen Halbinsel sowie in Afrika. Hier vor allem in Ost- und Südafrika, aber auch in Ägypten, dem Sudan und Mauretanien. Eine Häufung der Erkrankung kann bei Menschen beobachtet werden, die mit Nutztieren zu tun haben. Der Erreger ist ein Virus, das von verschiedenen Zecken übertragen werden kann. Es gibt auch vereinzelt Berichte, dass das Virus von Mensch zu Mensch übertragen wurde.

Symptome

Die Erkrankung, die meist ein bis zwei Wochen nach einer Infektion auftritt, ist gekennzeichnet von einem relativ plötzlichen Beginn mit hohem Fieber, starken Kopf-, Glieder- und Gelenkschmerzen, Bauchschmerzen sowie Durchfall. An der Haut und an den Schleimhäuten fällt ein Ausschlag mit punktförmigen Blutungen auf. Nach einer vermeintlichen Besserung der Beschwerden kommt es dann zu schweren Blutungen und zu einer Vergrößerung der Leber. In etwa 50 % der Fälle endet das Krim-Kongo-Fieber tödlich.

Therapie

Neben der symptomatischen Behandlung der im Vordergrund stehenden Krankheitszeichen kann mit dem Anti-Virus-Mittel Ribavirin versucht werden, eine Linderung zu erzielen. Diese Möglichkeit steht aber nur unter stationären Bedingungen im Krankenhaus zur Verfügung.

Prophylaxe

Die Prophylaxe umfasst in erster Linie Maßnahmen zum Schutz vor Zeckenbissen. Infizierte müssen isoliert werden, da eine Übertragung unter Menschen möglich ist. Ein Impfstoff wurde zwar entwickelt, dieser erfüllte aber die Erwartungen nicht, sodass momentan keine Immunisierung möglich ist.

Leishmaniose

Die Leishmaniose findet man in den Tropen und Subtropen, aber auch im Mittelmeerraum sowie dem Nahen und Mittleren Osten. Die Erreger sind einzellige Lebewesen, die sog. Leishmanien. Die Übertragung der Parasiten erfolgt durch kleine Stechmücken, den sog. Sandmücken oder Phlebotomen. Es gibt unterschiedliche Krankheitsbilder, betroffen können sowohl die Haut (Orientbeule, kutane Leishmaniose) als auch innere Organe (viszerale Leishmaniose) sein. Man geht von mindestens zehn Millionen Erkrankungsfällen pro Jahr aus.

▼ Phlebotomus oder Sandmücke: Überträgerin von Leishmaniose

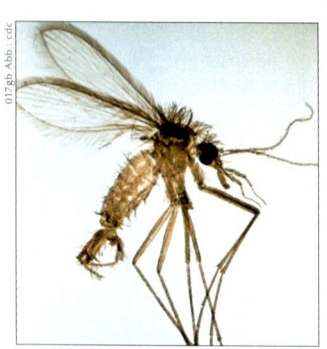

017.gb Abb. cdc

Symptome

Bei der Hautleishmaniose bleibt die Erkrankung auf die Haut beschränkt. An der Einstichstelle der Mücke vermehren sich die Parasiten innerhalb mehrerer Wochen. Dies führt zu einem Bläschen, das entweder abheilt oder sich in ein bis zu fünf Zentimeter großes Geschwür, ähnlich einem Krater, umwandelt. Man spricht auch von der Orient- oder Aleppo-Beule. Dieses Geschwür ist in aller Regel schmerzlos. Da es an der Stichstelle der Mücke auftritt, ist es nicht selten im Gesicht lokalisiert. Zur Abheilung kommt die Hautleishmaniose erst nach Monaten.

William Boog Leishman
Die Leishmaniose ist nach dem schottischen Arzt und Tropenmediziner William Boog Leishman benannt, der im Jahre 1901 den Erreger der nach ihm benannten Krankheit entdeckte.

Reisemedizinisch relevante Erkrankungen

Bei der viszeralen Form der Leishmaniose, auch als Kala-Azar bekannt, gelangen die Parasiten zu den inneren Organen. Nach Wochen bis Monaten kommt es zu einem Krankheitsgefühl, Leber und Milz schwellen an und werden geschädigt. Bei einem Befall der Lymphknoten und des Knochenmarks, in denen wichtige Bestandteile des Blutes gebildet werden, fällt in der Laboruntersuchung eine Armut an roten und weißen Blutköperchen auf. Auch die Blutplättchen können vermindert sein mit der Folge von Blutungen. Typisch für die viszerale Form ist eine dunkle Verfärbung von Hand- und Fußsohlen sowie der Schleimhäute. Wegen der Schwäche des Immunsystems sind die Patienten der Gefahr zusätzlicher Infektionen ausgesetzt. Ohne ärztliche Behandlung verläuft die Erkrankung oft tödlich.

Kala-Azar
Kala-Azar bedeutet schwarze Krankheit. Damit wird die Dunkelfärbung von Hand- und Fußsohlen zum Ausdruck gebracht, welche für die viszerale Leishmaniose typisch ist.

Therapie
Die Hautleishmaniose heilt von selbst ab, der Verlauf kann durch lokale Anwendung von Antimonpräparaten oder bestimmten Salben günstig beeinflusst werden. Die Therapie der viszeralen Form gestaltet sich schon schwieriger und langwieriger, auch wegen teilweise erheblicher Nebenwir-

kungen. In Frage kommen Antimonpräparate, Amphotericin B, Pentamidin oder Ketoconazol. Auf jeden Fall gehört die Behandlung in die Hände eines Spezialisten.

Prophylaxe

Eine Impfung existiert nicht, auch wenn daran geforscht wird. So bleibt wieder einmal nur die konsequente Expositionsprophylaxe mit Insektenschutz. Die Sandmücken sind in der Dämmerung aktiv und schlechte Flieger, sie halten sich in Bodennähe auf. Deshalb ist beim Schlafen auf dem Boden ein Moskitonetz angebracht. Bei der Verwendung von Insektenschutzmittel sollte man besonders auf die lückenlose Verteilung an den Beinen achten.

Malaria

Mala aria
Die Bezeichnung Malaria kommt aus dem Lateinischen: mala aria - schlechte Luft.

Die Malaria ist die wichtigste und vielleicht gefährlichste Tropenkrankheit überhaupt. Jedes Jahr infizieren sich weltweit bis zu 500 Millionen Menschen. Bis zu 2 Millionen Menschen sterben daran, überwiegend Kinder. Im Jahr 2005 mussten in Deutschland fast 700 Personen behandelt werden, die sich aus dem Urlaub oder von der Geschäfts-

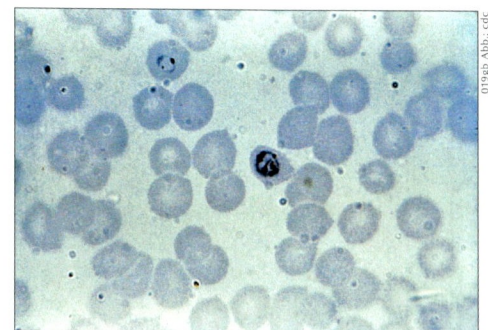

▶ *Malariaerreger im Blutausstrich unter dem Mikroskop betrachtet*

019gb Abb.: cdc

reise eine Malaria mit nach Hause gebracht hatten. Acht an Malaria erkrankten Patienten konnte nicht mehr geholfen werden.

Die Malariaerreger

Ein Erkrankungsrisiko besteht in tropischen und subtropischen Ländern Afrikas, Süd- und Mittelamerikas sowie Asiens. Krankheitserreger sind die sog. Plasmodien, einzellige Sporentierchen. Man unterscheidet vier Arten:

- Plasmodium falciparum
- Plasmodium vivax
- Plasmodium ovale
- Plasmodium malariae

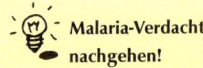

Malaria-Verdacht nachgehen!

Wer ein Land besucht oder besucht hat, in dem Malaria vorkommt, und Fieber oder andere Symptome entwickelt, die zunächst an eine Erkältung oder Magen-Darm-Grippe erinnern, muss immer auch an eine Malaria denken. Der Verdacht auf eine Malariainfektion muss so lange aufrechterhalten werden, bis das Gegenteil durch Blutuntersuchungen bewiesen ist. Man darf nicht vergessen: Die Malaria ist eine potenziell tödliche Erkrankung.

Plasmodium falciparum ist die gefährlichste Variante und kommt fatalerweise in den Hochrisikogebieten am häufigsten vor. Übertragen werden die Malariaerreger beim Stich infizierter Mücken, den Anophelesmücken. Die 6 bis 10 mm großen Mücken sind überwiegend in der Dämmerung und nachts aktiv, nur die Weibchen stechen zum Blutsaugen.

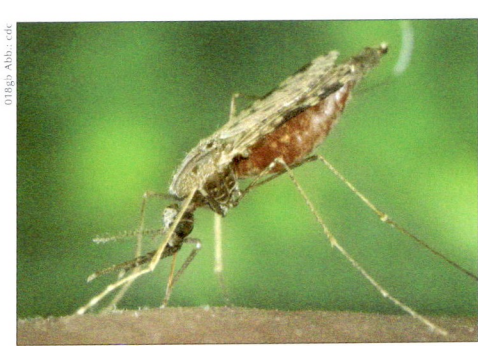

◀ *Bei der Anophelesmücke befinden sich Kopf und Körper in einem Winkel von 45 ° zur Wand*

Wie erkennt man eine Anophelesmücke im Hotelzimmer?

Charakteristisch für eine Anophelesmücke ist, dass Kopf und Körper, die in einer geraden Linie liegen, in einem Winkel von ca. 45° zur Wand stehen.

Die Mücken können relativ große Entfernungen zurücklegen, mehrere Kilometer sind dabei keine Seltenheit.

Die Plasmodien durchlaufen in der Mücke und nach dem Stich im Menschen einen bestimmten Entwicklungszyklus. Letztlich werden im menschlichen Blut die roten Blutkörperchen befallen und zerstört, was zu einer Blutarmut führt. Durch zusätzliche immunologische Vorgänge kann es zu einer Hypoglykämie (Unterzuckerung), zu einer Verringerung der Zahl der Blutplättchen sowie zu einer „Verstopfung" kleinerer Adern im Gehirn und anderen Organen kommen.

Symptome

Die Symptome einer Malaria können vielfältig sein. Oft beginnen sie ein bis zwei Wochen nach der Infektion, teilweise aber auch erst nach Wochen oder Monaten:

- Abgeschlagenheit
- Kopfschmerzen
- Gelenk- und Gliederschmerzen
- Fieber
- Vergrößerung von Milz und Leber
- Erbrechen und Durchfall

Wird die Malaria nicht behandelt, entwickeln sich bald weitere Krankheitszeichen:

- Bewusstseinstrübung bis hin zum Koma
- Krampfanfälle
- Blutarmut
- Atemnot
- Nierenversagen

Malaria in Deutschland und Europa

So lange ist es noch gar nicht her, dass auch in Deutschland die Malaria heimisch war. Es gibt in Deutschland sechs Arten der Anophelesmücke, die grundsätzlich eine Malaria übertragen könnten. Im Mittelalter war die Malaria durchaus weit verbreitet. Im Zuge der Verbesserung der hygienischen Bedingungen und der Trockenlegung von Sumpfgebieten als Brutgebiete der Moskitos verschwand die Malaria. Die letzten Fälle einer heimischen Malariainfektion traten kurz nach dem 2. Weltkrieg im Rhein-Main-Gebiet auf. In Italien wurde 1962 der letzte Malariafall gemeldet.

Die Klimaerwärmung könnte aber in Europa totgeglaubte Infektionskrankheiten wieder zum Leben erwecken. Seit Langem verschwundene Insekten, die Krankheiten übertragen können, tauchen bereits wieder auf. Es scheint wohl nur noch eine Frage der Zeit zu sein, bis man in den Mittelmeerländern wieder mit Tropenkrankheiten rechnen muss. Freilich wird es so schnell keine großen Epidemien wie in Afrika geben, dafür ist es immer noch zu kalt. Aber wer weiß?

- Anhaltend hohes Fieber
- Blutgerinnungsstörungen
- Kreislaufschock
- Sehstörungen bis zur Erblindung

▼ *Malaria-Verbreitung*

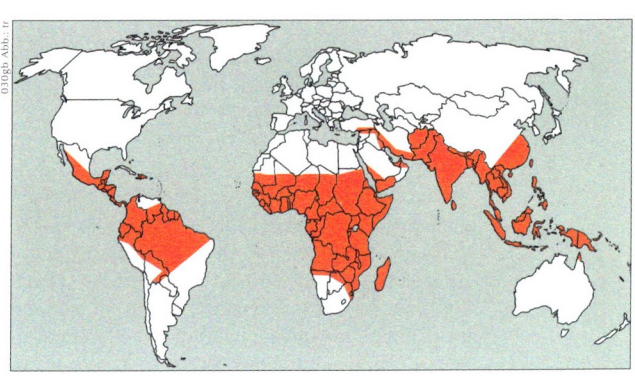

Diese Symptome sind Ausdruck einer schweren Malariaerkrankung und können schon Stunden bis wenige Tage nach den ersten Erkrankungszeichen auftreten. Selbst bei Behandlung verläuft die komplizierte Malaria in bis zu 20 % aller Fälle tödlich.

Medikamentöse Malariaprophylaxe

Es stehen einige Medikamente zur Verfügung, die sich zur Vorbeugung und/oder Therapie einer Malariaerkrankung eignen. Man unterscheidet grundsätzlich zwei Arten der Prophylaxe:

- Eine dauerhafte Einnahme während der gesamten Reise wird immer dann empfohlen, wenn ein hohes Risiko einer Malariaerkrankung besteht.
- Die notfallmäßige Selbstbehandlung, die sog. Stand-by-Therapie, kann bei einem bestehenden, aber insgesamt geringen Risiko zur Anwendung kommen.

Die Entscheidung für ein bestimmtes Medikament und eine Form der Prophylaxe ist immer von mehreren Faktoren abhängig:

- Reiseziel und Reiseart
- Reisedauer und Reisezeit
- Risiko einer Malariaerkrankung
- Art des vorherrschenden Malariaerregers
- Resistenzen gegen Medikamente
- Alter des Reisenden und evtl. bestehende Vorerkrankung
- Schwangerschaft
- Kosten

Aus diesen Gründen können hier keine allgemeingültigen Empfehlungen für eine medikamentöse Vorbeugung gegeben werden. Zu viele individuelle Umstände müssen berücksichtigt werden. Leider kursieren bei Ärzten und Apothekern Computerprogramme, die individuelle Faktoren außer Acht lassen. Um die Frage der Notwendigkeit und Art einer medikamentösen Prophylaxe zu klären, sollte ein erfahrener Tropen- oder Reisemediziner konsultiert werden.

Malariamedikamente

Folgende Medikamente zur Prophylaxe und Behandlung von Malaria sind derzeit auf dem Markt erhältlich:

- **Artemether/Lumefantrin (Riamet®):** Ist nur zur Therapie oder Notfall-Selbstbehandlung geeignet, nicht aber für eine Prophylaxe.
- **Atovaquon/Proguanil (Malarone®):** Wird sowohl zur Vorbeugung als auch zur Therapie einer unkomplizierten Malaria verwendet.
- **Chloroquin (Resochin®):** Ist zwar zur Prophylaxe und Therapie geeignet, da es aber mittlerweile eine fast weltweit verbreitete Resistenz der Erreger gegen dieses Medikament gibt, wird es nur noch selten verordnet.
- **Proguanil (Paludrine®):** Kommt nur für eine Prophylaxe in Frage, dann auch nur in Kombination mit Chloroquin. Bei einer Resistenz gegen Chloroquin erreicht man durch die Kombination eine bessere Wirksamkeit, die Verträglichkeit ist aber schlecht.
- **Doxycyclin:** Eignet sich nur zur Prophylaxe, nicht zur Therapie. Der Vorteil ist der sehr günstige Preis, leider kann es aber auch zu zahlreiche Nebenwirkungen kommen. Doxycyclin ist in Deutschland, im Gegensatz zu vielen anderen Ländern, noch nicht zur Anwendung in der Malariaprophylaxe zugelassen. Beim Beratungsgespräch muss der Arzt deshalb besonders darauf hinweisen.
- **Mefloquin (Lariam®):** Kommt seit vielen Jahren in der Prophylaxe und Therapie zur Anwendung. Nicht eingenommen werden darf Mefloquin bei bestimmten Erkrankungen des Nervensystems.

Reisemedizinisch relevante Erkrankungen

Ungefähre Kosten der Malariamedikamente

Nicht ganz billig sind die Malariamedikamente, erst recht nicht, wenn sie über einen längeren Zeitraum zur Malariaprophylaxe eingenommen werden müssen. Die einzige kostengünstige Ausnahme ist Doxycyclin:

- Riamet (24 Tabletten): 46,76 Euro
- Malarone (12 Tabletten): 59,68 Euro
- Resochin (50 Tabletten): 19,83 Euro
- Paludrine (100 Tabletten): 22,51 Euro
- Doxycyclin 200 (20 Tabletten): 19,83 Euro
- Lariam (8 Tabletten): 55,63 Euro

Andere Malariamedikamente

Es gibt zwar noch einige andere Malariamedikamente, die aber wegen erheblicher Nebenwirkungen nicht zur Vorbeugung oder notfallmäßigen Selbstbehandlung geeignet sind bzw. in Deutschland nicht oder nicht mehr zugelassen sind (z. B. Fansidar®).

Manchmal werden von Touristen notwendige Malariamedikamente angesichts der hohen Kosten nicht in deutschen oder europäischen Apotheken gekauft, sondern erst im Reiseland erworben. Dies kann aus zwei Gründen gefährlich werden: Zum einen muss für prophylaktische Zwecke die Einnahme oft schon zu Hause begonnen werden, zum anderen sind bis zu 80 % aller Medikamente vor allem in Apotheken Südostasiens gefälscht und somit wirkungslos. Die vermeintliche Kostenersparnis kann sich dann schnell ins Gegenteil umkehren.

Das bei gegebenen Reisebedingungen individuell am besten geeignete Medikament muss zusammen mit dem Reise- oder Tropenmediziner festgelegt werden. Hier wird der Reisende auch umfassend über Einnahmedauer und Einnahmehäufigkeit informiert, was im Interesse einer möglichst hohen Schutzwirkung exakt eingehalten werden muss.

Auch bei einer notfallmäßigen Selbstbehandlung sind eine genaue Dosierung sowie die Einhaltung der zeitlichen Abstände bei der Einnahme entscheidend für den Erfolg.

Ein wichtiger Punkt darf dennoch nicht außer Acht gelassen werden: Die vorbeugende Einnahme kann keinen 100%igen Schutz gewährleisten, eine Erkrankung ist trotzdem möglich. Allerdings ist die Wahrscheinlichkeit hierfür erheblich niedriger als ohne Chemoprophylaxe.

Expositionsprophylaxe

Unter Expositionsprophylaxe versteht man die einfache und kostengünstige Vermeidung von Stichen oder Bissen durch krankheitsübertragende Insekten. Da dieser Schutzmöglichkeit eine besondere Bedeutung zukommt und man sich damit nicht nur vor Malaria, sondern auch vor vielen anderen durch Stechmücken übertragenen Infektionen schützen kann, ist der Expositionsprophylaxe ein eigenes Kapitel gewidmet.

Malariaschnelltest

Seit geraumer Zeit werden von der Industrie Malariaschnelltests angeboten, mit denen sich der Reisende im Falle einer vermuteten Infektion selbst testen

Was kostet ein Malariaschnelltest?
Ein Doppelpack mit allem nötigen Zubehör sollte für unter 30 Euro zu haben sein.

kann. Anfangs waren diese Schnelltests nicht gerade billig und mussten bei Zimmertemperatur oder gar gekühlt gelagert werden. Durch Fortschritte in der Forschung halten moderne Tests Temperaturen bis 30 °C, manche sogar bis 40 °C aus. Selbst kurzzeitig höhere Temperaturen sind kein Problem. Leider ist die Haltbarkeit mit wenigen Monaten sehr begrenzt.

Bei Malariaschnelltests besteht die Gefahr, dass durch Anwendungsfehler das angezeigte Ergebnis

Reisemedizinisch relevante Erkrankungen

falsch sein kann. Bei einem falsch positiven Ergebnis nimmt man seine Notfallmedikamente umsonst ein, im Falle eines falsch negativen Testergebnisses besteht die Möglichkeit, dass der Reisende sich in falscher Sicherheit wiegt und eine notwendige, vielleicht lebensrettende Behandlung gar nicht oder zu spät beginnt. Die Anwendung hat sich auch sehr vereinfacht, jedem Test liegt eine ausführliche Anleitung bei, die es auch Laien ermöglichen sollte, den Test richtig durchzuführen. Macht man alles richtig, ist ein Malariaschnelltest heutzutage sehr zuverlässig und genau. Allerdings kann im Anfangsstadium bei einer noch geringen Zahl von Parasiten im Blut der Test schon mal negativ ausfallen. Deshalb sollte sicherheitshalber nach wenigen Tagen der Test wiederholt werden, auch um bei der Therapie einer Malariainfektion den Erfolg zu kontrollieren. Natürlich sollte bei dem Verdacht auf eine Malariaerkrankung immer versucht werden, im Blutausstrich unter dem Mikroskop nach Malariaerregern zu suchen. Dies setzt aber beim Untersucher einiges an Erfahrung voraus.

Noch vor wenigen Jahren gingen viele Tropeninstitute auf Distanz zu Malariaschnelltests, mittlerweile hat sich in wissenschaftlichen Studien jedoch gezeigt, dass ein Test hinsichtlich der Genauigkeit und Sicherheit mit der mikroskopischen Untersuchung vergleichbar ist. Deshalb werden sie neuerdings von Tropenmedizinern durchaus als sehr sinnvoll betrachtet.

Durchführung eines Malariaschnelltests am Beispiel von OptiMAL-IT

Die Handhabung eines Malariaschnelltests ist eigentlich ganz einfach, dennoch ist es von Vorteil, sich vor dem Ernstfall damit zu beschäftigen. Malariaschnelltests werden von mehreren Firmen angeboten, die meisten eignen sich nur für die Verwendung in Laboratorien. Ohne Werbung machen zu wollen: Der Test OptiMAL-IT der schweizerischen Firma Diamed beinhaltet alles, was man für die Durchführung braucht.

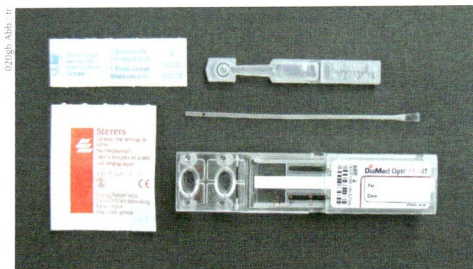

◄ *Das Set besteht aus Testplatte, Pufferlösung, Pipette, Blutlanzette und Alkoholtupfer*

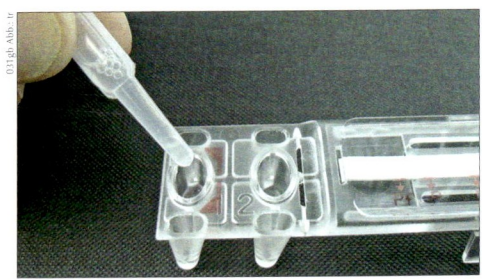

◄ *In die erste Kammer kommt ein Tropfen Pufferlösung*

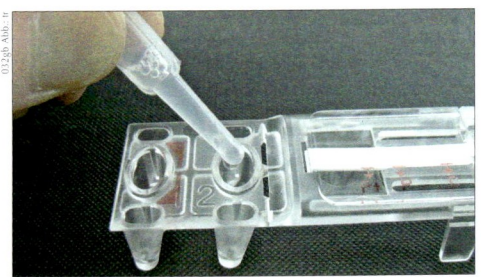

◄ *Vier Tropfen Pufferlösung in die zweite Kammer*

▶ Desinfizieren und mit der Lanzette in den Finger stechen

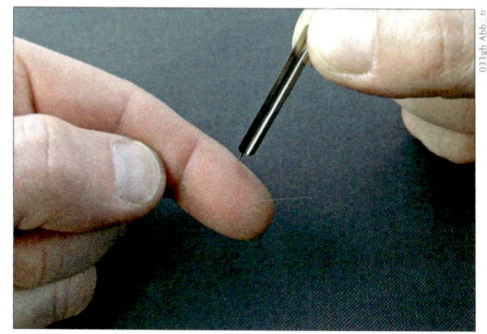

▶ Mit der Pipette Blut bis zur schwarzen Markierung aufsaugen

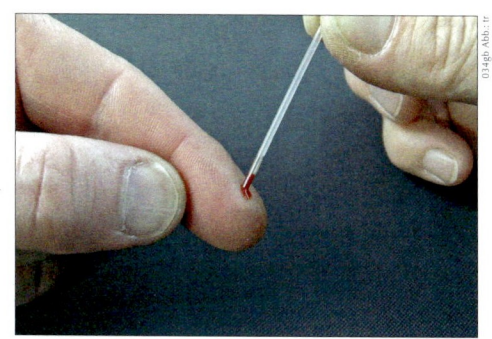

▶ Das Blut in die erste Kammer tropfen, umrühren und eine Minute warten

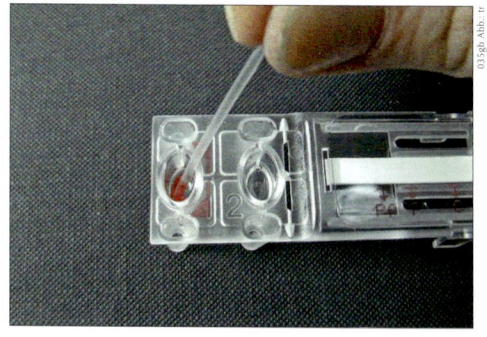

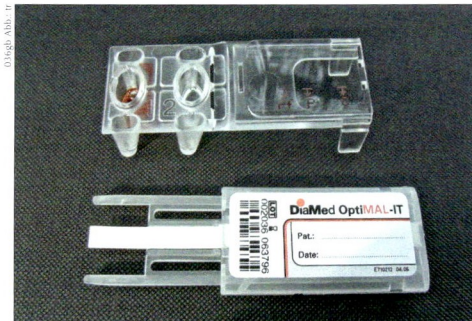

◀ Teststreifen aus
der Halterung
ziehen

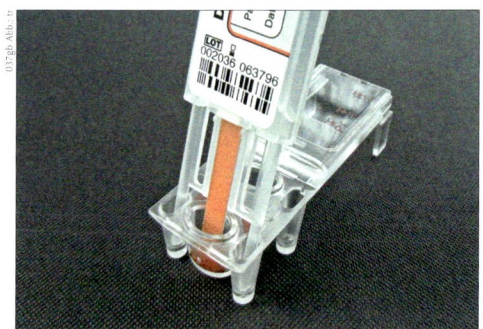

◀ Den Teststreifen
in die erste Kam-
mer tauchen, zehn
Minuten warten.
Der Streifen muss
das Blut
aufsaugen.

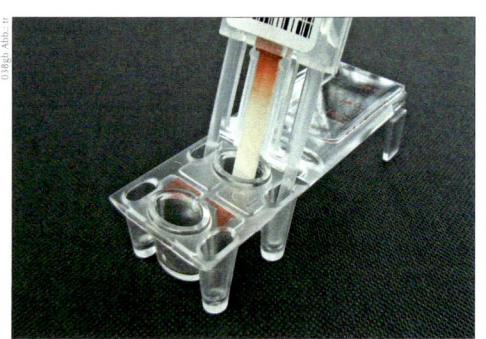

◀ Dann den
Streifen in die
zweite Kammer
eintauchen, wieder
zehn Minuten war-
ten. Der Streifen
wird wieder weiß.

▶ *Das Ergebnis ablesen. An der Markierung C (Control) muss ein rötlicher Strich sichtbar sein. Bei Markierung P und Pf ist nichts zu sehen, also keine Malaria.*

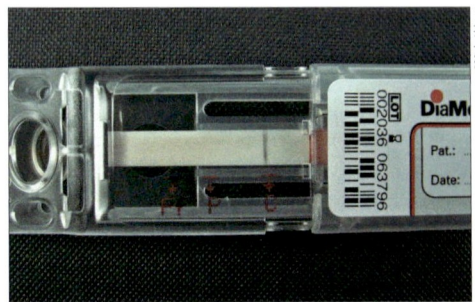

▶ *Hier ist ein Strich bei der Marke P zu sehen. Das bedeutet eine Malariainfektion mit den Erregertypen P. vivax, P. ovale oder P. malariae. Bei einem zusätzlichen Strich bei der Markierung Pf liegt eine Infektion mit dem gefährlichen Typ P. falciparum vor.*

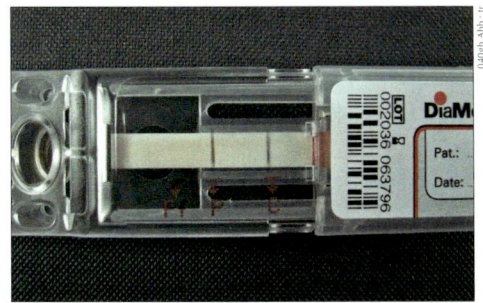

Masern

Die Masern sind keineswegs nur eine harmlose Kinderkrankheit. Sie können in jedem Lebensalter auftreten, bei Erwachsenen verlaufen sie dann oft wesentlich schwerer. Die Erkrankung kommt weltweit vor, nicht selten epidemieartig. In Deutschland werden jedes Jahr knapp 1000 Fälle registriert. Übertragen werden die Masern von hochansteckenden Viren durch eine Tröpfcheninfektion. In Entwicklungsländern sind die Masern wichtige Ursache der dort erhöhten Kindersterblichkeit. In 25 % der Fälle verläuft die Erkrankung dort tödlich. In Industrienationen sind es immerhin noch 5 %.

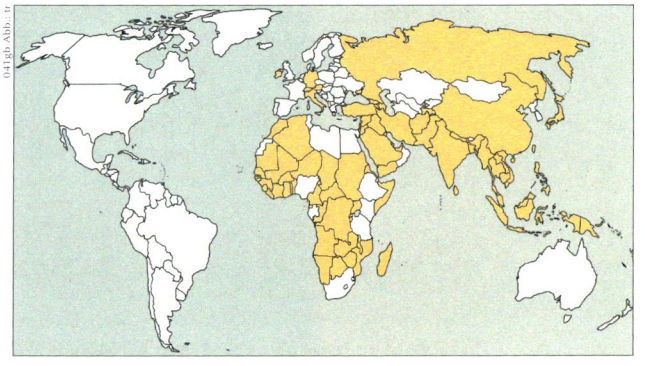

Symptome

▲ *Verbreitung der Masern*

Etwa zehn Tage nach der Infektion beginnen die Masern mit erkältungsähnlichen Symptomen, Fieber und einer Entzündung der Augen. Wenig später tritt dann ein großflächiger Hautausschlag auf, der oft im Gesicht beginnt. An der Mundschleimhaut fallen weißliche Flecken auf. Diese sind typisch für die Masernerkrankung. Nach gut einer Woche lassen die Beschwerden dann wieder nach. Leider sind Komplikationen gar nicht mal so selten. Gefürchtet ist eine begleitende Lungenentzündung, die einen Krankenhausaufenthalt notwendig macht. Neben einer Mittelohrentzündung kann das Gehirn betroffen sein. Hier muss mit bleibenden Schäden gerechnet werden. Die Gehirnentzündung tritt manchmal sogar erst viele Monate nach der vermeintlichen Ausheilung der Masern auf.

Therapie

Die Therapie beschränkt sich auf eine symptomatische Behandlung, eine ursächliche Behandlung ist nicht möglich. Sollten Komplikationen auftreten, ist ein stationärer Aufenthalt in einer Klinik meist unumgänglich.

Prophylaxe

Sei vielen Jahren gehört die Immunisierung gegen Masern zu den Standardimpfungen für Kinder. Eine zweimalige Impfung schützt lebenslänglich. Aus Angst vor Impfkomplikationen verzichten jedoch manche Eltern auf diese Impfung und sorgen dafür, dass das Masernvirus nicht ausgerottet werden kann.

Meningitis

Die Meningitis (Gehirnhautentzündung) kommt weltweit vor, besonders aber im sog. Meningitis-gürtel Afrikas. Erreger sind Bakterien, die sog. Meningokokken, von denen es viele unterschiedliche Arten gibt. Man spricht auch von der Meningokokken-Meningitis. Die Übertragung erfolgt über eine Tröpfcheninfektion, hier vor allem bei engerem Kontakt oder Menschenansammlungen. Die Krankheit führt zu einer Entzündung der Gehirnhäute und anderer Organe, oft mit bleibenden Schäden. Nicht selten ist der Verlauf auch tödlich. Eine Infektion kann binnen weniger Stunden aus völliger Gesundheit heraus zum Tod führen. In Deutschland sind meistens Kinder und Jugendliche davon betroffen.

Meningokokken

Mit Meningokokken kommt man fast täglich in Kontakt. Bei etwa 30 % aller Menschen lassen sich diese Bakterien im Nasen-Rachen-Raum finden. Aus noch nicht ganz geklärten Umständen können die Meningokokken in Einzelfällen eine Meningitis auslösen. Man vermutet, dass die Bakterien irgendwie in das Blut gelangen. Eine Schwächung des Immunsystems spielt sicher auch eine Rolle.

Symptome

Wenige Tage nach einer Infektion kommt es innerhalb kurzer Zeit zu einem schweren Krankheitsbild mit hohem Fieber und Bewusstseinstrübungen, begleitet von heftigen Kopfschmerzen, Nackenschmerzen bzw. -steifigkeit, Lichtscheue, Übelkeit und Erbrechen. Krampfanfälle können beobachtet werden. Die Symptome verschlechtern sich zusehends, die Patienten fallen in ein Koma. Aufgrund immunologische Faktoren treten punktförmige oder auch flächige Hautblutungen auf. Durch die Verstopfung von kleineren Blutgefäßen können größere Hautareale absterben. Daneben sind auch Herz, Lungen, Ohren und die Nieren betroffen. Wenn die Erkrankung nicht zum Tod führt, so ist in vielen Fällen mit bleibenden schwerwiegenden Schäden zu rechnen.

Meningitisgürtel Afrikas

Der Meningitisgürtel Afrikas liegt größtenteils in einem Gebiet etwas nördlich des Äquators. Zu den betroffenen Ländern zählen Senegal, Gambia, Guinea-Bissau, Sierra Leone, Liberia, Guinea, Mali, Burkina Faso, Elfenbeinküste, Ghana, Togo, Benin, Niger, Nigeria, Tschad, Kamerun, Zentralafrikanische Republik, Ruanda, Demokratische Republik Kongo, Sudan, Ägypten, Uganda, Tansania, Kenia, Äthiopien.

Reisemedizinisch relevante Erkrankungen

Therapie

Da die Meningokokken Bakterien sind, gibt es die Möglichkeit einer antibiotischen Behandlung. Entscheidend ist es, diese Behandlung möglichst früh zu beginnen. Selbst der Verdacht auf eine Meningitis rechtfertigt die sofortige Gabe eines geeigneten Medikaments. Leider wird häufig zu lange gewartet, sodass die Erkrankung bereits zu weit fortge-

▼ *Verbreitung der Meningitis*

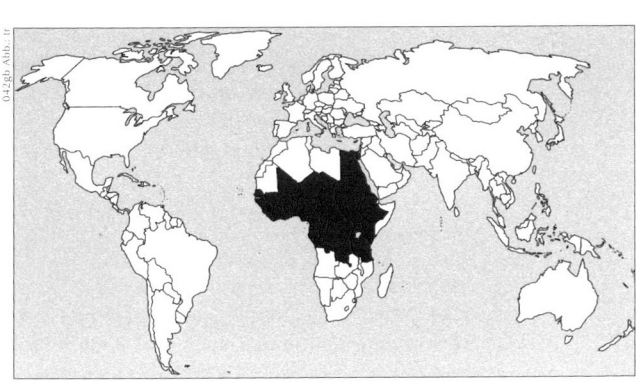

schritten ist, um noch Erfolg zu haben. Normalerweise erfordert die Meningitis eine stationäre Krankenhausbehandlung, oft auf der Intensivstation.

Prophylaxe

Es gibt eine Schutzimpfung gegen die Meningokokken-Meningitis. Es ist aber nur eine Immunisierung gegen vier Unterarten möglich: Typ A, C, W123 und Y. Gegen den in Deutschland am häufigsten vorkommenden Erregertyp B existiert noch keine Impfung. Generell sollten Nichtgeimpfte größere Menschenansammlungen im Meningitisgürtel Afrikas meiden. Bei Pilgerreisen nach Saudi-Arabien ist eine Vierfach-Impfung Pflicht.

Pest

Die Pest verbreitete im Mittelalter in Europa Angst und Schrecken, ganze Landstriche wurden entvölkert. Diese Zeiten sind zumindest bei uns vorbei. Keinesfalls aber ist die Pest ausgerottet, in vielen Ländern Asiens, Afrikas und sogar der USA ist sie noch verbreitet. Die Pest ist eine bakterielle Infektion. Übertragen werden die Erreger durch Flöhe, die die Bakterien von Nagetieren, hauptsächlich Ratten aufgenommen haben. Bei einer steigenden Zahl von Ratten ist auch mit einer Zunahme der Pest zu rechnen. Bei der Blutmahlzeit des Flohs gelangen die Pestbakterien in das Blut des Menschen. Touristen sind glücklicherweise nur extrem selten von dieser Krankheit betroffen.

Symptome

Nach dem Flohstich wandern die Erreger in die Lymphknoten. Nach maximal einer Woche kommt es zu hohem Fieber, Kopf- und Gliederschmerzen sowie Schmerzen in den nunmehr vergrößerten Lymphknoten. Begleitend treten Erbrechen, Durchfall und Bauchschmerzen auf. Von den Lymphknoten ausgehend gelangen die Pestbakterien in andere Organe und verursachen dort Entzündungen. Nahezu immer ist die Lunge betroffen (Lungenpest). Jetzt werden die Erreger auch über die Atemluft freigesetzt, andere Menschen können sich infizieren. Unbehandelt führt die Pest in wenigen Tagen zum Tod.

Therapie

Da es sich bei den Erregern um Bakterien handelt, stehen einige Antibiotika zur Verfügung. Entscheidend ist es, so schnell wie möglich mit der Therapie zu beginnen. Sind Organschäden aufgetreten, lassen sich diese nicht mehr rückgängig machen. Wegen der Gefahr der Verbreitung durch eine Tröpfcheninfektion sind Erkrankte zu isolieren.

Prophylaxe

Obwohl Touristen nur ganz vereinzelt betroffen sind, sollte dennoch in Risikogebieten der Kontakt mit Nagetieren, speziell Ratten gemieden werden. Flohstiche können durch Maßnahmen zur Expositionsprophylaxe verhindert werden. Besteht der Verdacht, dass man sich infiziert haben könnte, wird empfohlen, vorsorglich ein Antibiotikum (z. B. Doxycyclin) einzunehmen. In den USA gibt es einen Impfstoff, die Wirkung ist aber unsicher, dafür sind die Nebenwirkungen nicht unerheblich. In Deutschland wird dieser Impfstoff nicht empfohlen, er kommt höchstens bei einem seuchenartigen Ausbruch in Frage.

Poliomyelitis (Kinderlähmung)

Die Kinderlähmung kommt weltweit vor, in vielen Ländern gilt die Polio aber dank konsequenter Impfkampagnen als ausgerottet. In manchen Ländern

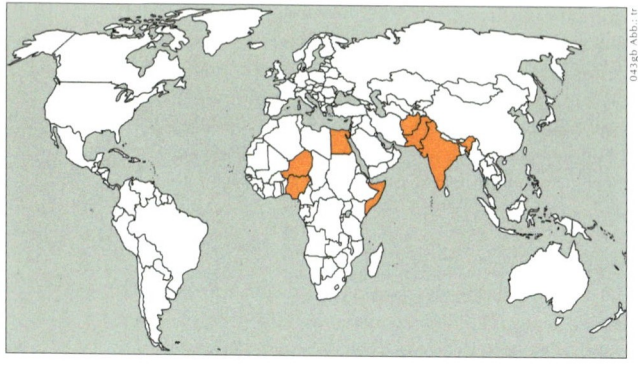

▲ *Polio-*
Verbreitung

Afrikas oder Asiens muss jedoch immer noch damit gerechnet werden. Zu diesen Ländern gehören z. B. Nigeria, Ägypten oder Indien. Leider steigen in jüngster Zeit die Erkrankungszahlen wieder an. Die Polio wird von Viren, von denen es drei Arten gibt, verursacht. Die Übertragung geschieht hauptsächlich fäkal-oral, also durch Schmierinfektionen. Eine Tröpfcheninfektion ist seltener. Gefördert wird die Ausbreitung durch mangelhafte Hygiene, vor allem in Zusammenhang mit der Abwasserentsorgung.

Symptome

Die Erreger gelangen über den Magen-Darm-Trakt in das Blut und von dort aus in verschiedene Organe. Zunächst kommt es zu eher leichten Krankheitszeichen mit Kopfschmerzen, Fieber, Abgeschlagenheit, Übelkeit, Durchfall und Bauchschmerzen. Bei etwa 10 % der Betroffenen wird das Nervensystem befallen. Die Folgen sind Lähmungen, die auch die Atmung mit einschließen können. Nach der Abheilung bleiben bei einem Teil der Patienten die Lähmungen bestehen. Selbst viele Jahre nach der akuten Infektion können noch neue Lähmungen dazukommen.

Therapie

Außer einer symptomorientierten Behandlung ist keine weitere Therapie möglich.

Prophylaxe

Hier gibt es einen Impfstoff, die Immunisierung zählt zu den Standardimpfungen. Bis vor Kurzem wurde bei Erwachsenen der Impfschutz gegen Polio nicht mehr aufgefrischt, da die Erkrankung in Europa nicht mehr vorkommt. Neuerdings aber gehört die Impfung gegen Kinderlähmung wieder zu den regelmäßig aufzufrischenden Impfungen auch im Erwachsenenalter. Aufgrund des Übertragungsweges zählt eine allgemeine Hygiene natürlich auch zu den Vorbeugungsmaßnahmen.

Ausrottung der Kinderlähmung
Durch konsequente Impfprogramme konnte in den letzten Jahren ein deutlicher Rückgang von Polioinfektionen verzeichnet werden. Die Weltgesundheitsorganisation ist guter Hoffnung, dass die Kinderlähmung bis zum Jahr 2008 weltweit ausgerottet werden kann. Man darf gespannt sein, ob dieses Ziel erreicht wird.

Reisemedizinisch relevante Erkrankungen

Reisedurchfall

Allgemeines

Der Reisedurchfall ist mit Abstand die häufigste Erkrankung bei Reisenden in subtropische und tropische Länder, aber selbst im Mittelmeerraum ist man nicht davor sicher. Man schätzt, dass etwa 30 % aller Fernreisenden davon betroffen sind. Besonders hoch ist das Risiko für Durchfallerkrankungen während Kreuzfahrten auf dem Nil in Ägypten. Unter Durchfall leidet man, wenn man drei oder mehr wässrige oder ungeformte Stühle am Tag absetzt.

Als Verursacher der Reisediarrhö kommen viele unterschiedliche Erreger in Frage: Viren, Bakterien und Parasiten. Meist sind Bakterien Auslöser von Durchfall, allen voran das ETEC-Bakterium (enterotoxische Escherichia coli).

Man unterscheidet:

- den **unkomplizierten Durchfall,** der nach wenigen Tagen von selbst aufhört und dabei kein höheres Fieber, keine Blutbeimengungen und wenig Schmerzen verursacht.
- den **komplizierten Durchfall,** der gekennzeichnet ist von Blutbeimengungen, hohem Fieber, Schwäche und Abgeschlagenheit sowie einem ausgeprägten Krankheitsgefühl.
- den **chronischen Durchfall,** der trotz Behandlung länger als eine Woche anhält.

Bei der Reisediarrhö handelt es sich meist um einen unkomplizierten Durchfall. Neben dem eigentlichen Durchfall können noch weitere Symptome wie Übelkeit, Erbrechen, Sodbrennen, Völlegefühl, Blähungen, leichte Bauchschmerzen sowie Gelenk- und Gliederschmerzen dazukommen.

Die Erreger des Reisedurchfalls werden fast ausschließlich über die Nahrung und das Trinkwasser aufgenommen. Es kann aber auch zur Infektion durch eine Schmierinfektion, z. B. durch verunreinigte Hände oder Toilettenanlagen kommen. Oftmals machen sich schon nach kurzer Zeit, mitunter bereits nach 30 Minuten die ersten Krankheitszeichen bemerkbar.

Behandlungsmöglichkeiten

Der unkomplizierte Durchfall bedarf in aller Regel keiner ursächlichen Therapie. Es ist auch schwierig in kurzer Zeit aus einer Vielzahl möglicher Erreger den verantwortlichen herauszufinden. Dazu sind aufwendige Laboruntersuchungen nötig, die mehrere Tage Zeit beanspruchen, bis das Ergebnis vorliegt. Bis dahin hat der Durchfall schon von alleine aufgehört.

Möglichkeiten der symptomatischen Behandlung sind:

- **Ausgleich von Flüssigkeits- und Mineralstoffverlusten.** Hierzu gibt es in Apotheken sog. ORS-Präparate (Orale Rehydration Solution), eine abgestimmte Mischung aus Mineralstoffen und Glukose, die in Wasser aufgelöst wird. Damit soll der durch den Durchfall verursachte Verlust an wichtigen Mineralstoffen ausgeglichen werden.

 Eine Rehydrationslösung kann man sich ersatzweise auch selbst herstellen: *Einen Teelöffel Kochsalz und zehn Teelöffel Zucker, am besten Traubenzucker, in einem Liter Wasser auflösen, fertig.*

- **Medikamentöse Behandlung mit sog. Motilitätshemmern.** Darunter versteht man Substanzen, z. B. mit dem Wirkstoff Loperamid, die den Darm „lähmen". Dieses führt dann schnell und zuverlässig zu einer Reduktion der Stuhlfrequenz. Es muss aber dabei beachtet werden, dass die Einnahme nicht länger als drei Tage erfolgen darf. Eigentlich sollten Motilitätshemmer nur im Notfall eingenommen werden, wenn keine Toilette zur Verfügung steht. Da man meistens den Erreger nicht kennt, könnte es passieren, dass durch die medikamentös erzwungene Normalisierung des Stuhlgangs die im Darm zurückbleibenden Erreger größeres Unheil anrichten können. So lästig der Durchfall auch sein mag, es ist nichts anderes als eine Reinigungsfunktion des Körpers, welche die Krankheitserreger nach draußen spülen soll.

- **Einnahme von Tannacomp®.** Das Präparat Tannacomp® wird erst seit Kurzem von Tropeninstituten zur Behandlung und zur Vorbeugung des Reisedurchfalls empfohlen. Tannacomp® besteht aus den zwei Wirkstoffen Tannin und Ethacridin. Tannin ist ein Gerbstoff, der im Darm zu einer Verengung kleiner Blutgefäße führt. Dadurch wird einerseits die Aufnahme von Giftstoffen eingeschränkt, andererseits wird die Flüssigkeitsabgabe in den Darm reduziert, was ja Hauptgrund für

Reisemedizinisch relevante Erkrankungen

den Durchfall ist. Ethacridin wird schon lange zur Hautdesinfektion eingesetzt (Rivanol®). Es wirkt im Darm desinfizierend und verlangsamt zusätzlich die Darmpassage. Dadurch bleibt dem Körper mehr Zeit, Flüssigkeit im Darm aufzunehmen und somit den Stuhl einzudicken. Das führt dann zu einer Reduzierung des Durchfalls. Das Präparat ist übrigens nicht nur zur Therapie des Reisedurchfalls zugelassen, sondern auch zu dessen Vorbeugung.

● **Einnahme von Antibiotika.** Die Einnahme eines Antibiotikums ist bei unkomplizierten Durchfällen nicht nötig, da die Erkrankung innerhalb kurzer Zeit von selbst verschwindet. Außerdem ist immer mit dem Auftreten von Nebenwirkungen zu rechnen. Viel schlimmer ist aber die Tatsache, dass bei einer nicht angezeigten oder falschen Einnahme von Antibiotika Resistenzen entstehen können, d. h., die Bakterien lernen sich gegen das Antibiotikum zur Wehr zu setzen, mit dem Ergebnis, dass es irgendwann gar nicht mehr hilft.

Antibiotika

Antibiotika helfen nur gegen Bakterien, gegen Viren haben sie keinerlei Wirkung.

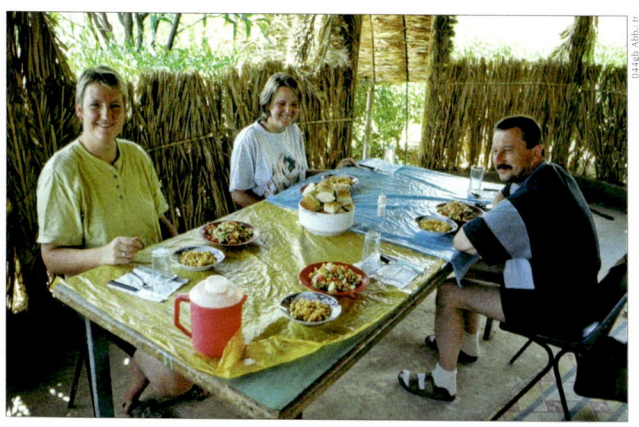

Bei länger als drei Tagen anhaltendem Durchfall oder bei Durchfall mit Fieber und Blutbeimengungen ist der Gang zum Arzt unumgänglich. Es muss dann nach der Ursache gesucht werden, um eine gezielte Behandlung sicherzustellen. Dabei sollte immer daran gedacht werden, dass Durchfall auch ein Symptom einer anderen schweren Erkrankung, z. B. einer Malaria sein kann.

Sandmückenfieber (Pappataci-Fieber)

Das Sandmückenfieber kommt vor allem im gesamten Mittelmeerraum, im Nahen und Mittleren Osten sowie in Zentralasien vor. Die Erkrankungszahlen sind in den letzten Jahren deutlich angestiegen. Die Erreger des Fiebers sind Viren, die von Stechmücken aus der Gattung der Phlebotomen beim Saugakt übertragen werden können. Das Sandmückenfieber ist in Italien die häufigste Ursache für akute neurologische Auffälligkeiten bei Kindern und wird immer öfter auch bei Touristen festgestellt.

Symptome

Typisch sind stärkere Lokalreaktionen an der Einstichstelle, obwohl die Mücken eigentlich sehr klein sind. Wenige Tage nach einer Infektion kommt es zu Fieber in Verbindung mit einem allgemeinen Krankheitsgefühl sowie Kopf-, Gelenk- und Gliederschmerzen. Ein Teil der Patienten zeigt Zeichen einer Hirnhautentzündung mit Lichtscheue, Nackensteifigkeit, Benommenheit oder Bewusstseinstrübungen. Die Erkrankung heilt nach Tagen bis Wochen wieder aus, ohne bleibende Schäden zu hinterlassen.

◀ *Schon 30 Minuten nach einem vermeintlich guten Essen können sich Krankheitserreger bemerkbar machen*

Reisemedizinisch relevante Erkrankungen

Therapie

Die Behandlung des Sandmückenfiebers richtet sich nach den Symptomen, eine ursächliche Therapie ist nicht möglich. In Studien konnte durch den Einsatz des Antivirenmittels Ribavirin der Verlauf der Erkrankung aber wesentlich gemildert werden.

Prophylaxe

Eine Impfung existiert nicht. Zur Expositionsprophylaxe stehen zum einen Insektenschutzmittel zur Verfügung, zum anderen helfen auch Moskitonetze. Wegen der kleinen Phlebotomen (nur zwei bis fünf Millimeter groß) müssen besonders engmaschig gewebte Netze verwendet werden.

Schlafkrankheit

Die Schlafkrankheit, auch afrikanische Trypanosomiasis genannt, ist im tropischen Afrika beheimatet. Die Erreger sind einzellige Lebewesen, die sog. Trypanosomen, die durch den Stich der tagesaktiven Tsetsefliege übertragen werden. Die Erkrankungszahlen nehmen insgesamt zu, Touristen sind aber (noch) sehr selten davon betroffen. Es gibt zwei Erregerarten unter den Trypanosomen, die sich im zeitlichen Verlauf der Krankheit unterscheiden: Die westafrikanische und ostafrikanische Schlafkrankheit. Die Schlafkrankheit verläuft in drei Stadien und endet unbehandelt meistens tödlich.

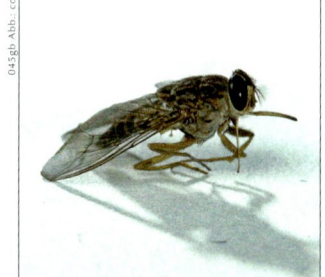

045gb Abb: cdc

Symptome

Zunächst kommt es an der Stichstelle zu einer schmerzhaften Schwellung. Nachdem sich die Parasiten vermehrt haben, leiden die Betroffenen an wiederholten

Fieberschübe mit Glieder- und Kopfschmerzen, dazwischen besteht weitgehende Beschwerdefreiheit. Nicht selten werden Lymphknotenschwellungen und ein juckender Hautausschlag beobachtet. Das letzte Stadium der Schlafkrankheit ist vom Befall des Nervensystems gekennzeichnet. Es kommt zu Schlafstörungen, Sprachstörungen und Krampfanfällen. Das Gehen fällt den Patienten schwer, typisch sind Koordinationsstörungen. Auffallend ist eine mitunter erhebliche Gewichtsabnahme. Der Name Schlafkrankheit rührt daher, dass die Patienten nachts an Schlaflosigkeit leiden, tagsüber aber sehr müde und schläfrig sind.

Therapie

Es existiert zwar eine Behandlungsmöglichkeit mit Medikamenten, diese hat jedoch schwerwiegende Nebenwirkungen. Die Therapie orientiert sich am Stadium der Erkrankung. Im letzten Stadium mit Befall des Nervensystems kommt ein Arsenpräparat (Melarsoprol) zum Einsatz. Allein durch die Gabe dieses Medikaments versterben bis zu 10 % der Patienten.

Tsetsefliege

Der Ausdruck Tsetsefliege ist eigentlich nicht ganz richtig. Tse heißt übersetzt nämlich bereits Fliege, wir sprechen also von der Fliegefliegefliege. Richtiger wäre Tsefliege oder nur Tsetse. Der Stich der Fliege ist übrigens sehr schmerzhaft.

Reisemedizinisch relevante Erkrankungen

▼ *Trypanosomen: die Erreger der Schlafkrankheit im Mikroskop*

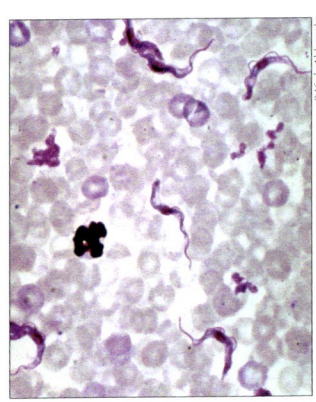

046gb Abb: cdc

Amerikanische Trypanosomiasis

Es gibt auch eine amerikanische Form der Schlafkrankheit, die sog. Chagaskrankheit. Sie kommt in Mittel- und Südamerika vor. Übertragen wird sie beim Stich der Raubwanze. Die Symptome zeigen Ähnlichkeiten zur afrikanischen Form, oftmals ist bei der Chagaskrankheit auch das Herz mit Herzrhythmusstörungen und Herzschwäche betroffen.

Prophylaxe

Eine Impfung gegen die Schlafkrankheit ist nicht erhältlich. Wichtig ist eine Expositionsprophylaxe mit Moskitonetzen und Insektenschutzmittel, um sich vor den Tsetsefliegen zu schützen. Es gibt dann noch die Möglichkeit einer medikamentösen Prophylaxe mit den Substanzen Suramin und Pentamidin. Da diese Medikamente unangenehme Nebenwirkungen haben können, ist die Anwendung sehr umstritten.

Tollwut

Die Tollwut, auch unter der Bezeichnung Lyssa oder Rabies bekannt, kommt prinzipiell weltweit vor, außer in Nordeuropa, der Karibik und Neuseeland. Weite Teile Mitteleuropas gelten derzeit als frei von Tollwut, was der konsequenten Impfung von Wildtieren zu verdanken ist. Häufiger sind Länder wie die Türkei, Marokko, Pakistan und Indien betroffen. Die Erreger sind Viren, übertragen werden sie durch den Speichel infizierter Tiere, überwiegend von Hunden, Katzen, Füchsen, Rehen, aber auch Fledermäusen. Jedes andere Säugetier kann als Über-

▼ *Tollwut-*
Verbreitung

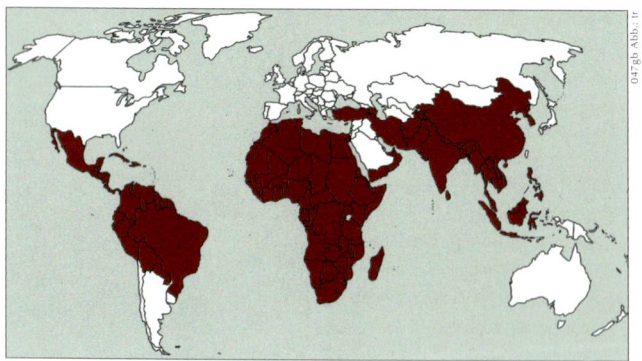

träger ebenfalls in Frage kommen. Eine Infektion kann sich bereits durch das Belecken minimal verletzter Haut ereignen. Erst recht natürlich bei einem Biss durch ein infiziertes Tier. Das Virus wandert dann entlang der Nerven in das zentrale Nervensystem. Für Ungeimpfte verläuft die Tollwut in kurzer Zeit tödlich. Man geht von weltweit etwa 50.000 Todesfällen pro Jahr aus.

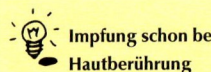

Impfung schon bei Hautberührung

Wegen des tödlichen Ausgangs einer Tollwutinfektion erfordert schon die bloße Berührung (z. B. Füttern) eines verdächtigen Tieres oder das Belecken der intakten Haut eine sofortige Impfprophylaxe. Das Gleiche gilt beim Kontakt mit einem Impfstoffköder.

Symptome

An der Eintrittsstelle der Viren kommt es zunächst zu Juckreiz und einem lokal begrenzten Taubheitsgefühl. Die weitere Vermehrung der Viren führt dann zu Fieber, Abgeschlagenheit, Kopf- und Gliederschmerzen, Übelkeit und Erbrechen. Nach wenigen Tagen bemerken Mitmenschen eine Wesensveränderung der Patienten. Die Betroffenen sind auffallend gereizt, teilweise aggressiv und verwirrt. Sie haben Angst vor Wasser, sind lichtscheu. Später kommen Halluzinationen, Bewusstseinstrübungen und Lähmungen, auch Atemlähmungen dazu. Der Tod ist unvermeidbar.

Therapie

Es existiert keine Therapie. Man hat lediglich die Möglichkeit, durch ein künstliches Koma das Leiden der Patienten erträglicher zu machen.

Prophylaxe

Vorsicht bei Tieren, die auffallend zutraulich oder auch aggressiv sind. In Ländern mit einer Tollwutgefahr muss grundsätzlich jeglicher Kontakt mit Tieren vermieden werden. Sollte es doch zu einem Biss oder auch nur zu einem Hautkratzer durch ein

Reisemedizinisch relevante Erkrankungen

verdächtiges Tier kommen, ist die Wunde umgehend zu desinfizieren und mit Seife auszuwaschen. Daran schließt sich eine sog. postexpositionelle Immunisierung an. Das bedeutet eine fünfmalige Impfung gegen Tollwut innerhalb eines Monats. Beim geringsten Verdacht auf eine noch so kleine Hautverletzung durch das Tier wird zusätzlich zur Sicherheit Tollwutimmunglobulin verabreicht. Dieses enthält fertige Antikörper gegen Tollwut.

Lässt sich eine aktive und vollständige Impfung nachweisen, genügt im Falle einer Verletzung oder Berührung eines möglicherweise infizierten Tieres die zweimalige Gabe eines Tollwutimpfstoffes.

Tuberkulose

Morbus Koch
Die Tuberkulose nannte man früher auch Schwindsucht oder Morbus Koch.

Die Tuberkulose gibt es weltweit. Die Erkrankungszahlen sind leider zunehmend, besonders in Entwicklungsländern sowie Ländern Osteuropas und der ehemaligen Sowjetunion. Die Erreger sind Bakterien, sog. Mykobakterien. Diese sind äußerst stabil. Die Übertragung geschieht durch eine Tröpfcheninfektion. Die Krankheit nimmt häufig einen langwierigen Verlauf über viele Jahre mit einem schleichenden körperlichen Verfall. In den meisten Fällen sind die Lungen von der Tuberkulose betroffen, der Befall anderer Organe ist ebenfalls möglich.

Symptome

Nach Einatmung der Bakterien setzen sich diese zunächst im Lungengewebe und in lungennahen Lymphknoten fest. Dies kann von uncharakteristischen Beschwerden ähnlich einer Erkältung begleitet sein. Bei intakter Immunabwehr werden die Areale mit Tuberkelbakterien vom Körper abgekapselt. Die Bakterien überleben so Jahre oder Jahrzehnte, ohne Beschwerden zu verursachen. Weist die Immunabwehr Defizite auf, z. B. im Rahmen anderer Erkrankungen, können sich Erreger vermehren und aus ihrem „Arrest" entweichen. Es kommt zu einer Verbreitung in der Lunge und anderen Organen. Die dadurch verursachte Entzündung ist für die Symptome verantwortlich: Abgeschlagenheit, Nachtschweiß, Gewichtsabnahme, Fieber und Husten. Letztlich kommt es zu einer Zerstörung der befallenen Organe. Bei einem Befall der Lungen gelangen die Bakterien in die Atemluft und werden so verbreitet.

Therapie

Die Behandlung der Tuberkulose ist schwierig und langwierig. Es müssen über einen längeren Zeitraum mehrere Antibiotika eingenommen werden. Probleme bereiten zunehmende Resistenzen gegen die Antibiotika. Ein Behandlungserfolg ist nicht immer gewährleistet.

Prophylaxe

Bis in die 1990er Jahre gab es eine Impfung gegen die Tuberkulose. Die Wirksamkeit erwies sich aber als schlecht bei relativ häufig vorkommenden Nebenwirkungen. Deshalb wird die Tuberkuloseimpfung heute nicht mehr empfohlen. Wichtiger ist neben guten Hygienestandards eine funktionierende frühzeitige Erkennung und Behandlung von Infizierten.

Typhus

Typhus ist grundsätzlich weltweit verbreitet, besonders in tropischen oder subtropischen Ländern mit niedrigen Hygienestandards. Aber auch in Industrienationen kommt es sporadisch zu Erkrankungsfällen. Im Zweiten Weltkrieg war Typhus in Deutsch-

Reisemedizinisch relevante Erkrankungen

land keine Seltenheit. Die Erreger sind Bakterien, eine Unterart der Salmonellen. Die Übertragung erfolgt fäkal-oral durch verunreinigte Nahrungsmittel und Trinkwasser. Nach Aufnahme der Bakterien können grundsätzlich alle Organe befallen werden, häufig jedoch Darm, Milz, Leber und Lymphgewebe im Bauchraum.

Symptome

Mehrere Tage bis Wochen nach der Infektion kommt es zu eher untypischen Beschwerden wie Müdigkeit, Abgeschlagenheit, Fieber, Appetitlosigkeit, Kopf- und Gliederschmerzen. Das Fieber bleibt über Tage bestehen, später treten Bauchschmerzen und Verstopfung, seltener Durchfälle auf. Oftmals fällt ein besonders am Rumpf lokalisierter Hautausschlag auf. Leber und Milz sind geschwollen. Komplikationen kann es bei Entzündungen von Herz, Lunge oder Gehirn geben. Bei einem massiven Befall des Darmes treten Darmblutungen auf. Sollte es nicht zu ernsten Zwischenfällen kommen, ist nach vier Wochen mit einer allmählichen Besserungen der Symptomatik zu rechnen.

▼ *Typhus-Verbreitung*

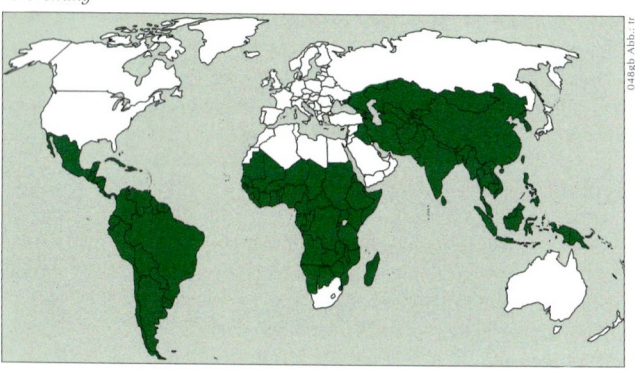

04-8gb Abb. fr

Therapie

Da es sich um Bakterien handelt, kann mithilfe von Antibiotika die Erkrankung bekämpft werden. Leider sind durch eine fehlerhafte Einnahme bereits Resistenzen gegen bestimmte Antibiotika vorhanden. In der Akutphase sind manchmal Infusionen notwendig. Während der Erkrankung werden von den Patienten die Bakterien mit dem Stuhl ausgeschieden. Auf die Einhaltung von Hygieneregeln ist zu achten, um eine Infektion anderer zu verhindern.

Prophylaxe

Es gibt zwei gut verträgliche und wirksame Impfungen: eine Schluckimpfung und die Impfung in Form einer Spritze. Mindestens genauso wichtig sind eine gute Körper- und Nahrungsmittelhygiene.

West-Nil-Fieber

Das West-Nil-Fieber wird durch ein Virus verursacht, das durch Stechmücken übertragen wird. Die Stechmücken wiederum nehmen das Virus von infizierten Vögeln auf. Das Verbreitungsgebiet erstreckt sich auf Nordamerika, Karibik, Balkanländer, Mittelmeerraum, Naher und Mittlerer Osten, indischer Subkontinent und Afrika. Erst 1999 wurden die ersten Fälle in den USA registriert und auch aus Südfrankreich gibt es Berichte über Erkrankungen.

Symptome

Wenige Tage nach der Infektion tritt plötzlich hohes Fieber auf, begleitet von Kopf-, Glieder- und Gelenkschmerzen. Häufig kann auch ein Hautausschlag, der sich auf Arme und Rumpf beschränkt, beobachtet werden. Nach einer Woche bessern sich die Beschwerden bei den meisten Patienten wieder, die Erkrankung ist überstanden. Bei einem

Teil der Betroffenen jedoch entwickelt sich eine Hirnhaut- oder Gehirnentzündung mit entsprechenden Erscheinungen, vereinzelt mit tödlichem Ausgang.

Therapie

Eine die Ursache bekämpfende Behandlung gibt es nicht. Die Therapie beschränkt sich also darauf, die Symptome zu lindern.

Prophylaxe

Eine medikamentöse Prophylaxe oder eine Immunisierung ist nicht bekannt. Somit bleibt nur die Möglichkeit, sich mit Insektenschutzmitteln und Moskitonetzen vor Stichen zu schützen.

Andere Erkrankungen

▼ *Zeichen der Ärzte: der Aeskulapstab*

Natürlich gibt es noch eine Vielzahl anderer viraler, bakterieller und parasitärer Infektionskrankheiten: Rift-Valley-Fieber, Pferdeenzephalitis, O'nyong-nyong-Fieber, Ross-River-Erkrankung, Loa-Loa, Giardiasis, Ebola-Fieber, Marburg-Fieber. Bei vielen ist das Infektionsrisiko für Touristen als gering bis sehr gering einzuschätzen. Das schließt nicht aus, dass es doch gelegentlich zu einer Erkrankung kommen kann. Wegen der Seltenheit einiger Erkrankungen ist damit zu rechnen, dass auch in größeren Kliniken die Diagnose anfangs Schwierigkeiten bereitet. Eine umfassende und detaillierte Darstellung würde den Rahmen dieses Buches sprengen, hierfür gibt es Lehrbücher über Tropenmedizin.

Der Äskulapstab

Das Zeichen der Ärzte, eine sich um einen Stab windende Schlange ist eigentlich gar keine Schlange, sondern ein Wurm: der Medinawurm, Verursacher der Dracunculiasis. Die für den Menschen infektiösen Larven, die sich in nur wenigen Millimetern großen Süßwasserkrebsen entwickeln, werden über verunreinigtes Wasser aufgenommen. Die Weibchen durchbohren die Darmwand und gelangen in das Unterhautgewebe meist der Beine, sie können dann binnen mehrerer Monate bis zu 80 cm lang werden. Bei Wasserkontakt der Beine durchbricht der weibliche Wurm die Haut, um Larven in das Wasser zu entlassen. An der Durchbruchstelle bildet sich ein Geschwür, das sich oft infiziert. Seit Tausenden von Jahren besteht die Therapie darin, dass das Wurmende im Hautgeschwür über ein Holzstäbchen langsam über mehrere Wochen gewickelt und somit entfernt wird. Aus dieser Behandlungsmethode könnte sich nach Meinung vieler Medizinhistoriker die Darstellung des Äskulapstabes ableiten. Heutzutage ist diese Erkrankung durch verbesserte Wasserhygiene und den Einsatz von Filtern sehr selten geworden. Außerdem gibt es Antiwurmmittel.

Unfälle mit Gifttieren

Gifttiere produzieren Gift, um dieses zum Beutefang oder zur Verteidigung einzusetzen.

Unterscheiden kann man zum einen die aktiv giftigen Tiere, die das Gift durch einen aktiven Vorgang wie z. B. Beißen, Stechen, Schießen oder Sprühen in den Körper der Beute oder des Gegners einbringen.

Zum anderen gibt es passiv giftige Tiere, die Giftstoffe an der Körperoberfläche oder in ihrem Gewebe zum Zweck der Verteidigung anreichern.

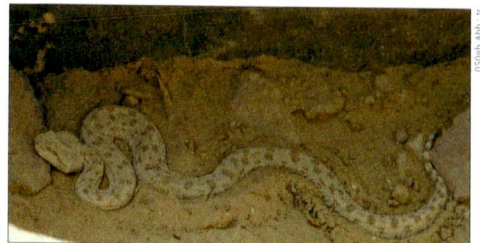

Giftarten

Vereinfacht können drei **Arten von Giften** unterschieden werden:

- **Neurotoxine:** Unter Neurotoxinen versteht man Nervengifte. Sie entfalten ihre Wirkung im Nervensystem und blockieren somit die Signalübertragung in den Nerven. Die Folgen sind Lähmungen.

- **Hämatotoxine:** Hämatotoxine oder Blutgifte beeinflussen die Blutgerinnung, sodass es zu unstillbaren Blutungen kommt. Außerdem können sie Blutzellen zerstören.

- **Nekrotoxine:** Nekrotoxine sind Gewebegifte. Die Haut und das darunter liegende Gewebe wird geschädigt oder schlimmstenfalls zerstört.

Grundsätzlich handelt es sich bei den Giften fast immer um eine Mischung aus den genannten drei Arten, wobei eine Art meist dominiert und für die Symptome verantwortlich ist. Die Giftzusammensetzung kann auch innerhalb einer Tierart starken regionalen Schwankungen unterliegen. Im Allgemeinen ist die Dosis des Giftes zum Zweck des Beutefangs wesentlich höher als bei der Verteidigung. Das liegt daran, dass das Gifttier einen vermeintlichen Angreifer eigentlich nur erschrecken möchte. In erster Linie wird das Gift dafür gebraucht, das

Beutetier zu töten, d. h., dass die gesamte Munition nicht gleich bei der Verteidigung verschossen werden kann, sondern noch etwas für den Angriff übrig bleiben muss.

Symptome nach einem Gifttierunfall

Eine detaillierte Beschreibung der Symptome ist angesichts der Vielzahl von Gifttieren äußerst schwierig, und das würde den Rahmen dieses Buches sprengen. Bei einem Verteidigungsbiss muss auch nicht zwingend Gift abgegeben werden. Die meisten Reisenden sind wohl Laien auf diesem Gebiet und können das Tier vermutlich gar nicht identifizieren. Glücklicherweise sind Gifttierunfälle bei Touristen aber eine absolute Seltenheit.

Zunächst kommt es an der Biss- oder Stichstelle zu **lokalen Beschwerden:** mittlere bis starke Schmerzen, Schwellungen oder Missempfindungen wie Kribbeln oder Taubheitsgefühl.

Je nach Art des Giftes und Schwere der Vergiftung bemerkt man dann ein allgemeines Unwohlsein, Übelkeit, Schwindel, Sehstörungen oder Bauchschmerzen.

Später macht sich die Giftart bemerkbar. Bei **Nervengiften** treten Lähmungen auf, das Sehen bereitet Schwierigkeiten, Betroffene klagen über Schluckbeschwerden und haben das Gefühl, schwer Luft zu bekommen.

Blutgifte heben ganz oder teilweise die Blutgerinnung auf. Die Folge sind Blutungen aus der Biss- oder Stichstelle, Nasen- und Zahnfleischbluten oder innere Blutungen. Wenn durch das Gift Zellen des Blutes zerstört werden, macht sich das in Form einer Atemnot bemerkbar.

Gewebegifte führen zu tiefen Geschwüren an der Eintrittsstelle, teilweise mit einer großen Ausdehnung.

Reisemedizinisch relevante Erkrankungen

Vergiftung durch Quallen

Aus den sog. Tentakeln wird bei Berührung der Qualle ein Dorn mit Giftfäden aus Hunderten bis Tausenden von Nesselkapseln ausgeschleudert. Das Gift in den Nesselkapseln besteht hauptsächlich aus Blut- und Nervengiften. Es enthält aber auch Substanzen, die zur Zerstörung von Muskel- und Herzmuskelzellen führen können. Die Symptome reichen von Schwellungen und lokalen Durchblutungsstörungen bis zu Blutdruckabfall, Herzrhythmusstörungen, Atemnot und Herzstillstand. Der Tod kann im schlimmsten Fall binnen weniger Minuten eintreten. Der Eigenschutz bei noch anhaftenden Tentakeln ist für einen Helfer strikt zu beachten. Bei Unkenntnis der Quallenart hilft am besten das Aufstreuen von Sand. Keinesfalls darf der Betroffene mit einem Handtuch abgerieben werden, niemals die betroffenen Hautstellen mit Süßwasser befeuchten. Das würde zu einer weiteren Aktivierung von Nesselkapseln führen. Bei Würfelquallen (Chironex, Jelly-Fish) können die Nesselkapseln durch Essig inaktiviert werden. Essig kann bei anderen Quallen aber gerade die Nesselkapseln aktivieren. Am besten fragt man Einheimische, die sicher Erfahrung mit Quallen haben.

Die beschriebenen Symptome sind natürlich Maximalerscheinungen, die in voller Ausprägung nur selten auftreten.

Behandlungsmöglichkeiten bei Gifttierunfällen

Das Wichtigste überhaupt ist **Ruhe zu bewahren,** sich hinsetzten oder hinlegen. Dieses mag zunächst schwierig erscheinen, ist aber sehr wichtig. Es soll nämlich verhindert werden, dass sich das Gift schnell im Körper ausbreitet. Zusätzlich sollte der betroffene **Körperteil ruhig gestellt** werden, z. B. mit einer Schiene oder notfalls mit einem Ast. Da immer die Gefahr von lokalen Schwellungen besteht, müssen einengende Gegenstände wie Ringe, Armreife oder Kleidungsstücke abgenommen werden.

Sehr bewährt hat sich die sog. **Kompressions-Immobilisations-Methode.** Dabei wird das Bein oder der Arm mit einer elastischen Binde komplett eingewickelt. Und zwar so, dass durch die Binde ein Druck auf das darunterliegende Gewebe ausgeübt wird. Der Puls muss aber in jedem Fall noch tastbar sein, keine Abschnürungen! Dann wird mit einer Schiene die Gliedmaße ruhig gestellt.

Alle anderen Empfehlungen wie Abbinden, Einschneiden oder Gift aussaugen haben sich als völlig ungeeignet, ja sogar als gefährlich erwiesen. Beim **Abbinden** besteht die Gefahr, dass die Blutversorgung beeinträchtigt wird und der Schaden nur noch größer wird. **Einschneiden und Aussaugen** sind sinnlos, da das Gift sehr schnell in die Lymphbahnen gelangt und dort weder ausblutet noch ausgesaugt werden kann. Im Falle eines Blutgiftes, das die Blutgerinnung aufhebt, kann es aus der absichtlich zugefügten Wunde zu schweren, unstillbaren Blutungen kommen.

In jedem Fall muss, soweit das aufgrund der medizinischen Infrastruktur möglich ist, das Opfer zur Beobachtung in ein Krankenhaus gebracht werden. Dort können dann Blutuntersuchungen durchgeführt und weitere Maßnahmen ergriffen werden.

Behandlung mit Antiseren

Die Gabe von Antiseren ist bei europäischen Gifttieren meist unnötig. Insgesamt besteht ein hohes Risiko für schwerwiegende allergische Reaktionen. Für viele Gifttiere existiert schlichtweg kein Antiserum oder kann in angemessener Zeit nicht beschafft werden. Antiseren erfordern die strikte Einhaltung der Kühlkette (Kühlung bei 2 °C bis 8 °C) und sind meist nur in medizinischen Zentren verfügbar. Eine Wirksamkeit ist keineswegs immer gesichert, gesichert sind nur extrem hohe Kosten.

Reisemedizinisch relevante Erkrankungen

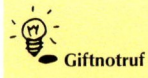

Giftnotruf

Beim Giftnotruf in München erhält man rund um die Uhr Informationen und Hilfe bei einem Gifttierunfall oder anderen Vergiftungen. Tel. 0049 (0)89 19240

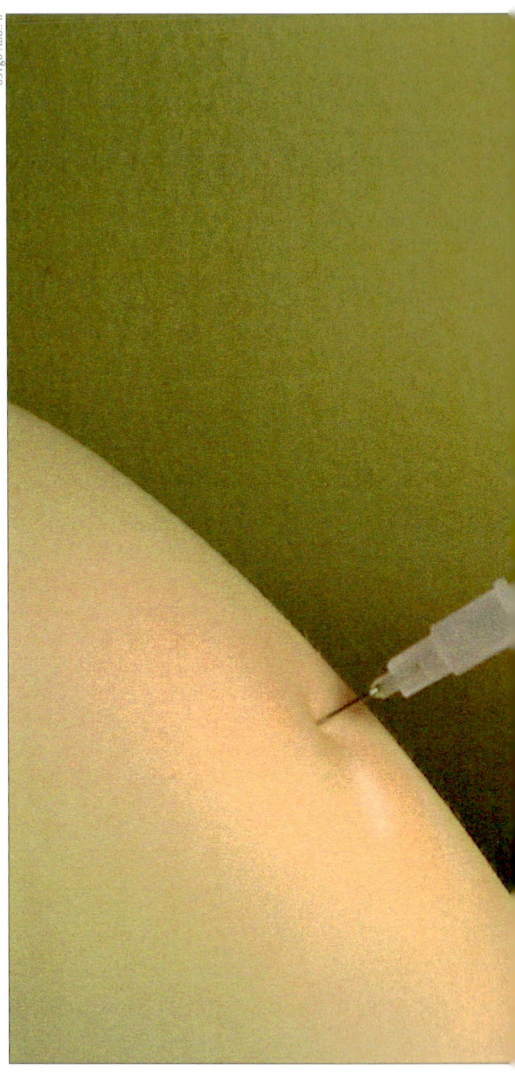

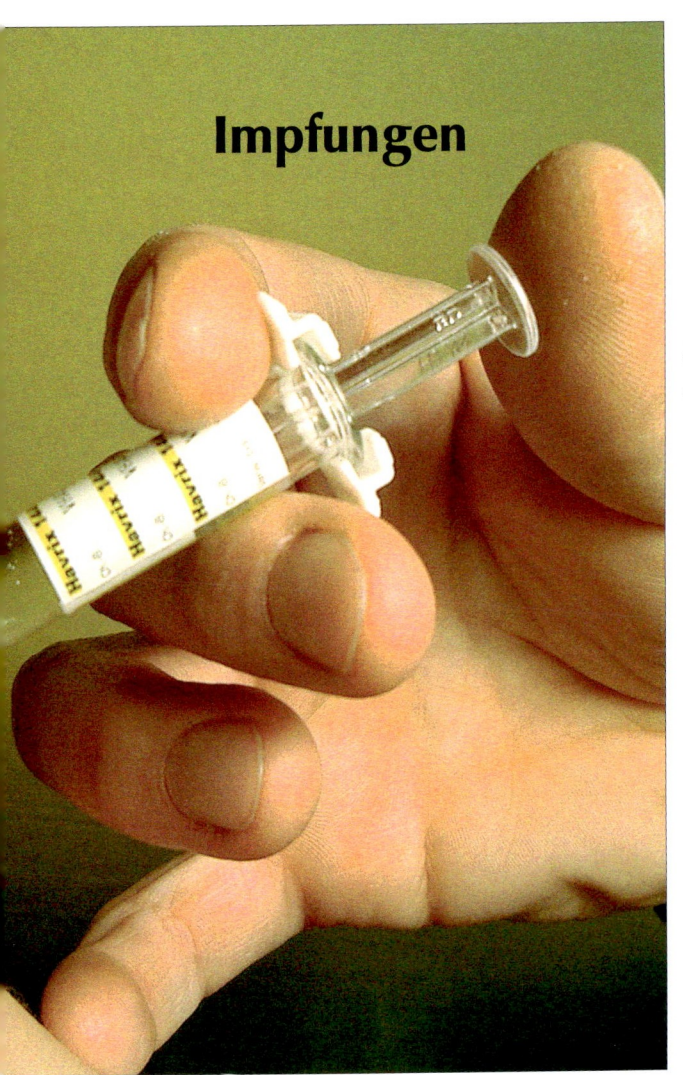

Impfungen

Impfungen

Allgemeine Impfhinweise

Empfehlungen

Jedes Jahr etwa im Juli veröffentlicht die Ständige Impfkommission (STIKO) ihre aktuellen Impfempfehlungen. Hierbei werden unterschieden:

- Standardimpfungen, die für die Allgemeinheit empfohlen werden
- Indikationsimpfungen bei besonderer individueller oder regionaler Gefährdung
- Impfungen bei einer beruflichen Gefährdung
- Reiseimpfungen bei Gefährdung auf Reisen

Zu den **Standardimpfungen,** die in Deutschland jeder Erwachsene haben sollte und die von den Krankenkassen bezahlt werden müssen, gehören Impfungen gegen:

- Tetanus
- Diphtherie

Ab dem 60. Lebensjahr zusätzlich gegen:

- Pneumokokken
- Influenza

Neben der Tetanus- und Diphtherie-Impfung sollten Kinder folgende **Grundimmunisierung** erhalten:

- Polio (Kinderlähmung)
- Hepatitis B
- Haemophilus influenza B
- Pertussis (Keuchhusten)
- Pneumokokken
- Meningokokken
- Varizellen (Windpocken)
- Masern
- Mumps
- Röteln
- HPV (Gebärmutterhalskrebs, bei Mädchen)

Zu den **Indikationsimpfungen** zählen:

- FSME in Gebieten mit FSME-Erkrankungsrisiko
- Hepatitis A
- Influenza bei erhöhter Gefährdung
- Meningokokken (Typ A, C, W135, Y)
- Pertussis bei Erwachsenen, falls kein ausreichender Impfschutz vorliegt oder bei einer erhöhten Gefährdung (z. B. Erzieherinnen)

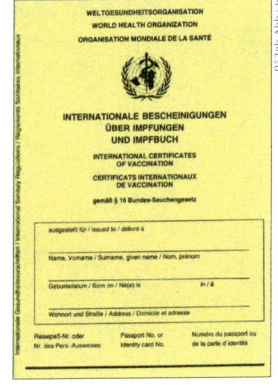

Zu den **beruflich erforderlichen Impfungen** können im Prinzip alle Impfungen zählen. Ein klassisches Beispiel wäre die Impfung gegen Tollwut bei Tierärzten, Förstern oder Tierpflegern.

Zu den **Reiseimpfungen** schließlich gehören diejenigen Impfungen, die gegen bestimmte Erkrankungen auf einer Reise, meist Fernreise schützen sollen. Grundvoraussetzung für eine Reiseimpfung ist natürlich, dass der Reisende gegen alle Erkrankungen geschützt ist, gegen die bei uns Standardimpfungen vorgesehen sind.

Tot- und Lebendimpfstoffe

Grundsätzlich kann man Totimpfstoffe und Lebendimpfstoffe voneinander unterscheiden:

- **Totimpfstoffe** enthalten abgetötete Krankheitserreger oder nur Bruchstücke davon. Diese abgetöteten Erreger können sich nicht mehr vermehren und somit keine Erkrankung auslösen.

- **Lebendimpfstoffe** bestehen aus lebenden und vermehrungsfähigen Erregern. Während des Herstellungsprozesses wurden diese aber derart

▲ *Im Impfbuch müssen alle durchgeführten Impfungen dokumentiert werden*

111

abgeschwächt, sodass sie in aller Regel keine Erkrankung mehr auslösen können. Zu den Lebendimpfungen gehören Impfstoffe gegen Masern, Mumps, Röteln, Windpocken und Gelbfieber.

Beide Impfstoffvarianten haben zum Ziel, die Zellen der Immunabwehr zu aktivieren, um sog. Gedächtniszellen zu bilden. Diese Gedächtniszellen wissen dann, wie der jeweilige Krankheitserreger aussieht, und können im Falle einer tatsächlichen Infektion innerhalb kurzer Zeit im Körper die Produktion großer Mengen an Abwehrzellen und Abwehrstoffen veranlassen. Die Eindringlinge werden somit unschädlich gemacht und können nicht mehr zu einer Erkrankung führen. Da der Gehalt an Ge-

Jede Impfung zählt

Für eine vollständige Grundimmunisierung sind oft zwei oder drei Impfungen notwendig, die in einem festgelegten Mindestabstand verabreicht werden müssen, z. B. erste Impfung am Tag Null, zweite nach einem Monat, dritte nach sechs Monaten. Nun ist es oft so, dass man eine Folgeimpfung vergisst. Die vorangegangen Impfungen verlieren aber keineswegs ihre „Gültigkeit" und die Grundimmunisierung muss nicht von Neuem begonnen werden. Es dauert lediglich entsprechend länger, bis ein nahezu vollständiger und sicherer Impfschutz erreicht ist. Das Gleiche gilt, wenn eine Auffrischimpfung vergessen wurde. Der Impfschutz ist mit einer Auffrischung auch nach zwanzig Jahren Pause wieder komplett, vorausgesetzt, die Grundimmunisierung wurde abgeschlossen. Zwei Ausnahmen von dieser Regel gibt es aber: die Impfungen gegen Tollwut und FSME. Hier muss tatsächlich die Grundimmunisierung neu begonnen werden, sollte eine Impfung in einem festgelegten Zeitrahmen nicht erfolgt sein.

dächtniszellen im Blut im Laufe der Zeit abnimmt, muss durch regelmäßige Auffrischimpfungen der Körper einfach wieder daran erinnert werden.

Nebenwirkungen von Impfungen

Wie bei allen Medikamenten können auch bei Impfstoffen unerwünschte Nebenwirkungen auftreten. Dabei muss zwischen fast schon **normalen Impfreaktionen** und schwerwiegenden Nebenwirkungen unterschieden werden. Zu den relativ häufig, bei mehr als 10 % aller Impflingen auftretenden, aber völlig harmlosen Reaktionen zählen Schmerzen, Brennen, Rötung oder eine vorübergehende Schwellung an der Einstichstelle, allgemeines Unwohlsein, Mattigkeit, Übelkeit, Fieber bis 39 °C sowie Kopf- und Gliederschmerzen.

Schwerwiegende Nebenwirkungen sind extrem selten. Diese reichen von höherem Fieber, ausgeprägter Beeinträchtigung des Allgemeinbefindens, allergischen Reaktionen bis hin zu neurologischen Erkrankungen wie z. B. Gehirnentzündungen oder Entzündungen anderer Organe. Der Arzt wird im Rahmen des obligatorischen Impfgesprächs detailliert auf mögliche Nebenwirkungen eingehen.

Bei Lebendimpfstoffen kann es nach einiger Zeit zu einer entsprechenden **Impfkrankheit** kommen, die Ähnlichkeit mit der Erkrankung hat, gegen die sie eigentlich schützen soll. Ein Beispiel wären die sog. Impfmasern nach einer Masernimpfung. Diese Impfkrankheiten sind aber in aller Regel eher harmlos und bald wieder verschwunden. Eine Ansteckungsgefahr für andere Personen besteht bei einer Impfkrankheit nicht.

Seit 1998 gibt es keine Schluckimpfung gegen Kinderlähmung mehr. Der Impfstoff wird, wie das von anderen Impfungen bekannt ist, gespritzt. Da die Polio-Schluckimpfung lebende, aber abge-

Impfungen

schwächte Viren enthielt, konnte der Geimpfte, der die Impfviren mit dem Stuhlgang ausschied, andere noch nicht geimpfte Menschen anstecken. Das kann seit 1998 nicht mehr passieren.

Impfvorschriften

Nach den internationalen Gesundheitsregeln existieren nur **Vorschriften** hinsichtlich der Gelbfieberimpfung. Oft auch dann, wenn man aus einem Gebiet mit der Möglichkeit einer Gelbfieberinfektion in andere Länder einreist, in denen es zwar aktuell kein Gelbfieber gibt, dies jedoch wegen der Existenz der Überträgermücken nicht ausgeschlossen werden kann. Damit soll die Einschleppung einer Infektion in ein noch nicht betroffenes Land verhindert werden. In der Praxis aber weichen manche Länder von den internationalen Vorschriften und Empfehlungen ab und fordern bei der Einreise zusätzliche Impfungen, z. B. gegen Cholera, Meningitis oder Kinderlähmung. Eine Impfung gegen Meningitis (mit einem Vierfachimpfstoff) ist in Saudi-Arabien für Pilgereisende vorgeschrieben. Die Impfungen müssen in einem Internationalen Impfausweis dokumentiert sein. Sollte der Nachweis fehlen, so drohen an der Grenze Zurückweisung, Quarantäne oder Zwangsimpfung (mit sicherlich nicht immer sterilem Material, dafür aber ordentlichen Gebühren).

Auf den folgenden Seiten werden die **relevanten Reiseimpfungen** kurz beschrieben. Über die Notwendigkeit einer Impfung oder bestehende Impfvorschriften wird der Reise- oder Tropenmediziner

> **Korrekter Impfausweis**
> *Seit Juli 2007 sind gemäß den Internationalen Impfvorschriften (IGV) Pflichtimpfungen nur noch in Impfausweisen einzutragen, die den neuen Anforderungen entsprechen. So muss nun immer die Gültigkeitsdauer mit Angabe eines Datums eingetragen werden. Bei Nichtbeachtung drohen an Grenzübergängen Zurückweisung oder Quarantäne.*

Auskunft geben können. Berücksichtigen muss man dabei, dass sich sowohl die Gefährdungslage als auch die gesetzlichen Bestimmungen in kurzer Zeit völlig ändern können. Ebenso berät der Arzt im Rahmen der Aufklärung über Wirkweise, Wirkdauer, Notwendigkeit von Auffrischungen und Nebenwirkungen.

Kosten von Reiseimpfungen

Reiseimpfungen gehören eigentlich nicht zum Leistungsumfang der Gesetzlichen Krankenversicherung. Bisher mussten die Impfungen aus eigener Tasche bezahlt werden. Immer mehr Versicherungen gehen aber dazu über, die Kosten hierfür zu tragen. Man muss zunächst die jeweilige Impfung beim Arzt oder in der Apotheke selbst bezahlen und beantragt dann bei seiner Krankenversicherung die Erstattung der Kosten. Auf jeden Fall sollte vorher mit der Krankenkasse Kontakt aufgenommen werden, um die aktuelle Situation zu klären.

Die ungefähren Kosten für Reiseimpfungen pro Impfdosis:

- Influenza (echte Grippe): 24 Euro
- Cholera: 52 Euro
- Gelbfieber: 23 Euro
- Hepatitis A: 60 Euro
- Hepatitis B: 64 Euro
- Hepatitis A und B: 71 Euro
- Japanische Enzephalitis: 36 Euro
- Meningokokken 4-fach: 30 Euro
- Polio (Kinderlähmung): 23 Euro
- Tollwut: 48 Euro
- Typhus: 24 Euro
- Typhus und Hepatitis A: 83 Euro

Die o. g. Kosten beziehen sich jeweils auf eine einzelne Impfdosis. Wenn der Arzt eine Großpackung

Impfungen

für mehrere Patienten bestellt, reduzieren sich die Kosten teilweise erheblich. Hinzu kommen noch Kosten für das ärztliche Beratungsgespräch und die Impfung.

Schnellimpfschema

Normalerweise erfordert eine Grundimmunisierung die mehrmalige Gabe des Impfstoffes in festgelegten Zeitabständen. Bei einigen Impfungen gilt, dass die dritte Impfung nicht vor Ablauf eines halben Jahres nach der ersten Impfung gegeben werden soll. Das Immunsystem benötigt eine gewisse Reifezeit, die letzte Impfung ist sozusagen der letzte Schliff. Leider gibt es immer wieder Schnellentschlossene, die wenige Tage vor der Abreise den Arzt mit der Frage nach notwendigen Impfungen konsultieren. Für diese Fälle gibt es bei manchen Impfungen, aber nicht bei allen, die Möglichkeit der **Schnellimmunisierung.** Beispiel FSME-Impfung: Üblicherweise wird die zweite Dosis frühestens nach einem Monat, die Dritte nach einem Jahr verabreicht. In Ausnahmefälle können die drei Impfungen innerhalb von drei Wochen durchgeführt werden. Sicherheitshalber muss dann nach einem Jahr zusätzlich eine vierte Impfung folgen.

Reiseimpfungen

Cholera

Die Impfung ist angezeigt bei Reisen in Gebiete mit einem Infektionsrisiko, speziell bei akuten Krankheitsausbrüchen oder Reisen unter sehr ungünstigen Hygienebedingungen. Das Risiko an einer Cholera zu erkranken ist für den Fernreisenden aber sehr gering. Mehr gefährdet sind Mitarbeiter von Hilfsorganisationen, die sich in größeren Menschenansammlungen, z. B. in Flüchtlingslagern aufhalten oder bei Katastropheneinsätzen Hilfe leisten. Die Schutzwirkung der Choleraimpfung ist gut, erreicht aber nicht die hohen Schutzraten von anderen Impfungen.

Die Choleraimpfung besteht aus zwei Schluckimpfungen im Abstand von mindestens einer Woche. Nach einem Jahr sollte aufgefrischt werden. Manche Länder schreiben eine Pflichtimpfung gegen Cholera vor.

Die Choleraimpfung schützt auch vor dem Reisedurchfall

In Untersuchungen hat sich auch ein bis zu 60%iger Schutz gegen Durchfall, der von sog. ETEC-Bakterien ausgelöst wird, gezeigt. Grund ist die Ähnlichkeit von bestimmten Bakterienmerkmalen, sodass die Antikörper, die gegen die Cholera gebildet werden, auch die ETEC-Bakterien angreifen.

Impfungen

Diphtherie

Die Impfung gegen Diphtherie gehört zu den Standardimpfungen, die normalerweise schon im Kindesalter durchgeführt werden. Die Grundimmunisierung besteht aus drei Impfungen. Die Diphtherie ist weltweit verbreitet. Die Impfung muss alle zehn Jahre aufgefrischt werden, am besten im Rahmen einer Kombinationsimpfung gegen Diphtherie, Tetanus, Kinderlähmung und Keuchhusten.

FSME (Frühsommermeningoenzephalitis)

Eine FSME-Impfung ist angebracht bei Reisen in FSME-Risikogebiete, z. B. Süddeutschland, Österreich, Tschechien, Polen, baltische Staaten, Südskandinavien, Russland, Rumänien, Bulgarien oder Ungarn. Die Grundimmunisierung besteht aus drei Impfungen innerhalb eines Jahres und muss alle drei bis fünf Jahre aufgefrischt werden.

▶ Beispiel für den Eintrag der Gelbfieberimpfung im Impfpass

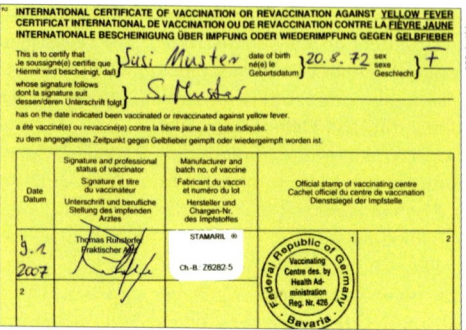

Gelbfieberimpfstellen
Welche Ärzte die Zulassung als Gelbfieberimpfstelle haben, erfährt man beim örtlichen Gesundheitsamt.

Gelbfieber

Die Gelbfieberimpfung ist empfehlenswert bei Reisen in Risikogebiete Afrikas und Südamerikas. Außerdem bestehen in zahlreichen Ländern gesetzliche Impfvorschriften, die eine Impfung notwendig machen. In Asien gibt es kein Gelbfieber. Die Gelbfieberimpfung darf ausschließlich von hierfür zugelassenen Ärzten (Gelbfieberimpfstellen) durchgeführt werden und muss mindestens zehn Tage vor der Einreise in das Risikogebiet verabreicht werden. Zur Immunisierung genügt eine Impfdosis, eine Auffrischung ist bei anhaltendem Risiko alle zehn Jahre notwendig. Damit die Gelbfieberimpfung anerkannt wird, muss die Durchführung im Internationalen Impfausweis dokumentiert werden und mit dem jeweiligen Siegel der Gelbfieberimpfstelle abgestempelt sein.

Influenza (echte Grippe)

Grippeimpfung
Die Grippeimpfung schützt nur gegen die echte Grippe (Influenza), nicht aber gegen Erkältungskrankheiten, die umgangssprachlich fälschlicherweise als „Grippe" bezeichnet werden.

Die Influenzaimpfung ist eine Standardimpfung für Menschen, die älter als 60 Jahre sind. Außerdem sollten sich Personen mit einer erhöhten Gefährdung, z. B. im Gesundheitswesen impfen lassen. Die Influenza kommt weltweit vor, ein besonderes Risiko hierfür besteht in der kalten Jahreszeit sowie bei größeren Menschenansammlungen. Da sich die Grippeviren jedes Jahr ändern, muss auch jedes Jahr idealerweise im Herbst mit einem passenden Impfstoff neu geimpft werden.

Hepatitis A

Diese Erkrankung kommt weltweit vor, meist bei ungenügenden hygienischen Verhältnissen. Aber auch bereits im gesamten Mittelmeerraum muss damit gerechnet werden. Die Grundimmunisierung besteht aus zwei Impfungen, die im Abstand von sechs bis zwölf Monaten verabreicht werden. Die Schutzwirkung hält dann mindestens zehn Jahre an. Bei Last-Minute-Urlaubern reicht zunächst auch eine Impfung aus, damit lässt sich bereits ein sehr guter Schutz erzielen.

In Zeiten des Zweiten Weltkrieges war die Hepatitis A auch in Deutschland weit verbreitet. Viele, die damals aufgewachsen sind, haben die Infektion durchgemacht und besitzen eine bleibende lebenslange Immunität gegen Hepatitis A. Deshalb sollte vor einer geplanten Hepatitis-A-Impfung bei Personen, die älter als etwa 55 Jahre sind, zunächst durch eine Blutuntersuchung geklärt werden, ob nicht bereits ein Erkrankungsschutz aufgrund einer früher durchgemachten Infektion besteht.

Hepatitis B

Eine Indikation für die Hepatitis-B-Impfung besteht bei Reisen in Länder mit einem erhöhten Risiko. Die Erkrankung kommt weltweit vor. Eine Gefahr besteht immer bei Sexualkontakten, Blutkontakten

Impfungen

oder der Verwendung von nicht sterilen medizinischen Instrumenten. Die Grundimmunisierung besteht aus drei Impfungen in einem Jahr, der Impfschutz hält in der Regel zehn Jahre an. Bei einem hohen Risiko oder bei Personen mit einem Beruf im Gesundheitswesen empfiehlt sich aber, nach der abgeschlossenen Grundimmunisierung durch eine Blutuntersuchung den Impfschutz zu überprüfen, da es gelegentlich Menschen gibt, die auf die Impfung nicht oder zumindest nicht ausreichend reagieren und sich somit in falscher Sicherheit wiegen.

Japanische Enzephalitis

Neuer Impfstoff
In Österreich wurde ein neuer, wesentlich besser verträglicher Impfstoff gegen die Japanische Enzephalitis entwickelt. Die Impfung kommt Ende 2009 oder Anfang 2010 auf den Markt und wird auch in Deutschland eine Zulassung erhalten.

Ein Risiko besteht in bestimmten Gebieten Südostasiens, vor allem in ländlichen Regionen und bei Aufenthalten länger als zwei Wochen. Die Grundimmunisierung besteht aus drei Impfungen, die innerhalb eines Monats verabreicht werden, alternativ auch innerhalb von zwei Wochen. Aufgefrischt wird bei anhaltendem Risiko zunächst nach einem Jahr und dann später alle drei Jahre. Der Impfstoff gegen die Japanische Enzephalitis ist in Deutschland nicht zugelassen und muss erst über eine internationale Apotheke beschafft werden. Wegen der in Deutschland fehlenden Zulassung müssen Kosten, die sich aus etwaigen Impfkomplikationen ergeben, selbst getragen werden.

Masern

Die Masernimpfung ist eine Standardimpfung bei Kindern. Ein Risiko an Masern zu erkranken existiert weltweit und nimmt insgesamt zu. Immer wieder kommt es zu lokalen Epidemien mit einer beachtlichen Zahl von Erkrankten. Nicht geimpfte Menschen, die als Kind auch nicht an Masern erkrankt waren und somit keine Immunität besitzen, sollten eine Impfung erhalten. Man geht davon aus, dass der Schutz mindestens 20 Jahre anhält. Für die Impfung von Erwachsenen genügt eine Impfung, Kinder unter zwei Jahren erhalten zwei.

Meningitis

Meningokokken gehören zu den Bakterien und sind Auslöser der Meningitis, der Hirnhautentzündung. Diese Erkrankung kommt weltweit vor, gehäuft tritt sie im sog. Meningitisgürtel Afrikas und in Vorderasien auf. Eine Impfpflicht besteht in Saudi-Arabien für Pilgerreisende. Der Schutz nach einer einmaligen Impfung mit einem Vierfachimpfstoff hält ca. drei Jahre an. Eine noch höhere Schutzrate besonders gegen die Meningokokken vom Typ C erreicht man, wenn zuerst mit einem Impfstoff gegen Typ C geimpft wird, gefolgt von einem Vierfachimpfstoff gegen die Typen A, C, W135 und Y nach etwa sechs Monaten. Für die in Deutschland und anderen Ländern häufig vorkommenden Meningokokken vom Typ B gibt es leider keine Impfung.

Polio

Die Impfung gegen die Kinderlähmung gehört zur Grundimmunisierung bei Kindern. Ab dem vollendeten 18. Lebensjahr wird in Deutschland momentan nicht mehr aufgefrischt, da hier seit vielen Jahren keine Polio mehr aufgetreten ist. In Asien und Afrika dagegen existiert die Kinderlähmung aber noch, sogar mit steigenden Erkrankungszahlen. Deshalb sollte der Impfschutz bei Reisen dorthin unbedingt aufgefrischt werden. Die Schutzwirkung hält zehn Jahre an und muss danach wieder aufgefrischt werden. Die Grundimmunisierung beinhaltet

Impfungen

drei Impfungen innerhalb von drei Monaten. Derzeit kommt es allerdings bei den gesetzlichen Krankenkassen zu einem Umdenken, sodass einige Krankenversicherungen die Kosten für eine Polio-Auffrischung wieder übernehmen.

Tetanus

Die Tetanusimpfung gehört zu den Standardimpfungen. Ein Risiko für Tetanus (Wundstarrkrampf) besteht überall auf der Welt. Nach einer vollständigen Grundimmunisierung im Kindes- oder Erwachsenenalter mit drei Impfungen innerhalb eines Jahres sollte alle zehn Jahre eine Auffrischung erfolgen.

Tollwut

Tollwutimpfung – früher und heute

Die Impfung gegen Tollwut war früher wegen zahlreicher unangenehmer Nebenwirkungen und dem Risiko von Nervenschäden gefürchtet. Durch den medizinischen Fortschritt gehört diese heute aber zu den außerordentlich gut verträglichen und nebenwirkungsarmen Impfungen. Das jedoch nur, wenn ein moderner Impfstoff verwendet wird. Leider sind im Ausland mancherorts noch die „alten" Impfstoffe in Gebrauch. Es empfiehlt sich daher, die Immunisierung gegen Tollwut schon im Heimatland durchzuführen.

Die Impfung gegen Tollwut gehört zu den Impfungen, die aus beruflichen Gründen oder wegen eines Risikos bei einer Fernreise durchgeführt wird. Die Impfung muss exakt nach den Angaben des Herstellers verabreicht werden. Zur Grundimmunisierung werden drei Impfungen in genau einzuhaltenden Abständen innerhalb von 21 Tagen verabreicht. Nach einem Jahr folgt sicherheitshalber eine vierte Impfung. Aufgefrischt wird bei anhaltendem Risiko je nach Hersteller des Impfstoffes alle zwei bis fünf Jahre. Nach dem Kontakt mit einem möglicherweise an Tollwut erkrankten Tier wird empfohlen, umgehend zweimalig innerhalb von drei Tagen nachzuimpfen. Dies nennt man postexpositionelle Prophylaxe. Der Umfang der Nachbehandlung ist allerdings davon abhängig, ob der Patient vor dem Biss vollständig, unvollständig oder gar nicht geimpft war. Bei komplett Geimpften ist lediglich eine zweimalige Nachimpfung durchzuführen bzw. wird aus Sicherheitsgründen empfohlen. Je nach Ausmaß der Bissverletzung ist bei nicht oder unvollständig geimpften Personen neben einer fünfmaligen Impfung innerhalb von 28 Tagen dann noch die Gabe von Tollwutimmunglobulin (fertige Antikörper gegen Tollwut) notwendig. Dieses Immunglobulin ist sehr teuer und im Ausland gelegentlich von fragwürdiger Qualität, wenn es denn überhaupt verfügbar ist. Eines darf man nie vergessen: Eine Tollwuterkrankung verläuft immer zu 100 % tödlich.

Typhus

Die Typhuserkrankung kommt weltweit vor, hauptsächlich in Ländern mit niedrigem Hygienestandard. Es gibt sowohl eine Schluckimpfung (dreimalige Einnahme einer Kapsel mit abgeschwächten Erregern innerhalb von fünf Tagen) als auch eine Impfung mit Spritze und Nadel (einmalige Impfung). Die Schutzwirkung ist mit 50 bis 70 % nicht ganz so zuverlässig wie bei anderen Impfungen. Aufgefrischt werden muss nach ein bis drei Jahren. Für Kurzentschlossene wie Last-Minute-Reisende steht eine Kombinationsimpfung gegen Hepatitis A und Typhus zur Verfügung.

Impfungen

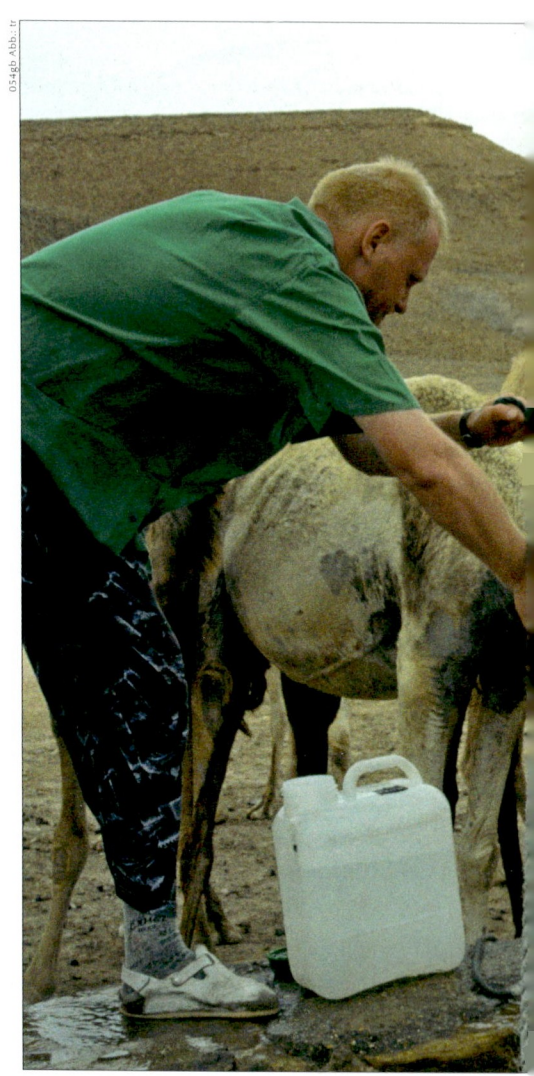

▶ Wasser aus Brunnen kann mit gefährlichen Krankheitserregern belastet sein

Expositionsprophylaxe und Nahrungsmittelhygiene

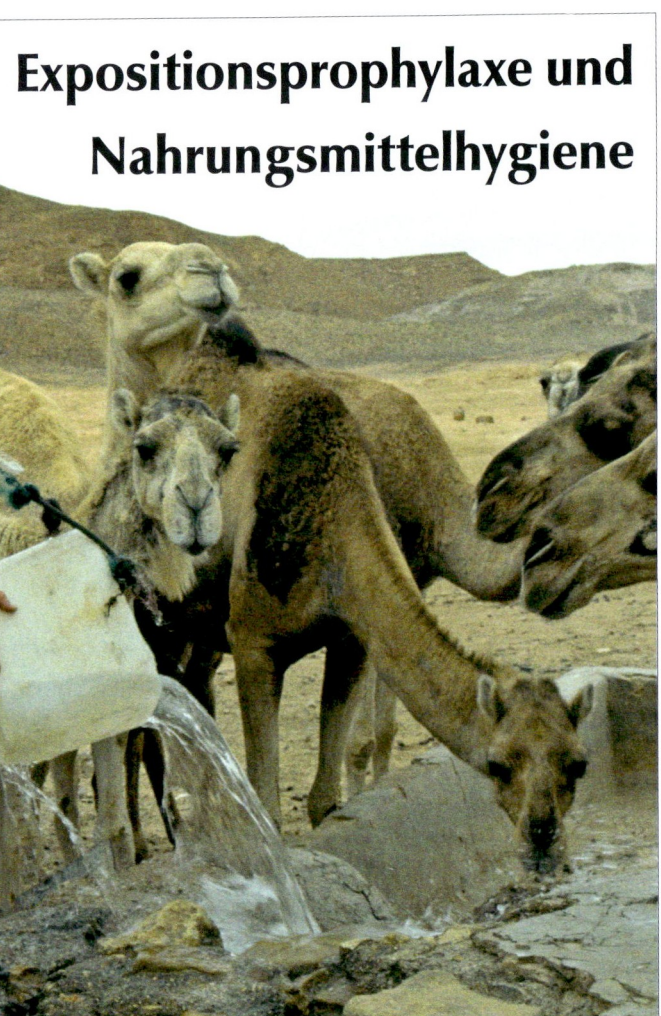

Expositionsprophylaxe

Unter dem Begriff Expositionsprophylaxe versteht man Maßnahmen zum Schutz vor krankheitsübertragenden Stechmücken und Insekten. Grundsätzlich sind diese Maßnahmen im Allgemeinen sehr einfach anzuwenden und bieten eine sehr gute und oft auch zuverlässige Möglichkeit der Verhinderung von Krankheiten. Das wird jedoch nur funktionieren, wenn die Expositionsprophylaxe konsequent angewandt wird.

Kleidung

Die Kleidung sollte möglichst lang sein und den **Körper weitgehend bedecken.** Also nicht zu viel Haut zeigen. Keinesfalls dürfen die Kleidungsstücke eng anliegen, die Moskitos werden sonst durch die Kleidung einfach hindurchstechen. Bewährt haben sich auch eher **helle und einfarbige Textilien,** dunkle oder auffallend bunte Kleidung lockt die Insekten an.

Für Gebiete mit einem besonders hohen Risiko für durch Moskitos übertragene Krankheiten oder einfach nur, wenn Stechmücken massenhaft in Schwärmen auftreten (z. B. Skandinavien) gibt es die Möglichkeit, seine Kleidung **mit Insektiziden zu imprägnieren.** Hierzu stellt die Industrie bestimmte Wirkstoffe zur Verfügung, meist aus der Klasse der Pyrethroide. Diese bieten sowohl einen sehr guten wie auch langanhaltenden Schutz. Die am häufigsten verwendeten Substanzen Permethrin und Deltamethrin sind geruchlos und gelten als gesundheitlich unbedenklich. Diese Insektizide haften selbst nach mehrmaligem Waschen noch in den Fasern der behandelten Kleidung und wehren Insekten ab.

Die Imprägnierung lässt sich ganz einfach selbst durchführen. Die Kleidung wird entweder mit dem Mittel besprüht oder der Inhalt der Pumpsprayflasche wird mit Wasser verdünnt, die Kleidungsstücke dann darin gebadet und anschließend getrocknet – fertig.

Aufenthalt im Freien

Viele Stechmückenarten, aber bei Weitem nicht alle, sind hauptsächlich in der **Dämmerung und nachts** auf der Suche nach einem Opfer, um eine Blutmahlzeit einzunehmen. So liegt die Hauptflugzeit der Malariamücke Anopheles zwischen 22 Uhr abends und 2 Uhr morgens. Wann immer es machbar ist, sollte man sich zwischen Sonnenunter- und Sonnenaufgang in geschlossenen Räumen aufhalten. Natürlich ist das nicht immer möglich. Dann sollte man entsprechende Kleidung anziehen und Insektenschutzmittel auf die unbedeckte Haut auftragen. Auf Nummer sicher geht man, wenn man auch tagsüber den Schutz vor Moskitos nicht außer Acht lässt.

▼ *Blau gestrichene Dächer sollen angeblich Mücken fernhalten*

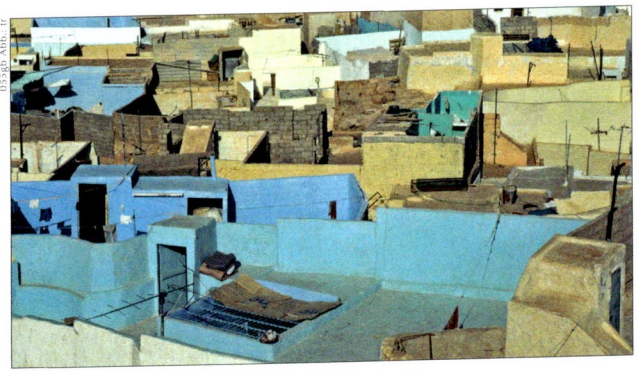

Expositionsprophylaxe, Nahrungsmittelhygiene

Aufenthalt in Räumen

Die Empfehlung, sich abends und nachts in Räumen aufzuhalten, macht natürlich nur Sinn, wenn die Räume moskitogeschützt sind. Hierzu kann man **Moskitonetze** vor die Fenster und in die Türen hängen. Moskitos mögen es gerne warm und windstill. Deshalb, sofern vorhanden, den **Deckenventilator** (besonders über dem Bett) einschalten und die Klimaanlage laufen lassen. Da es die Malaria überwiegend nur in warmen und heißen Ländern gibt, wird man sich dieser Hilfsmittel sowieso gerne bedienen. Hilfreich ist auch die Verwendung von Moskitonetzen, die es in allen erdenklichen Größen und Formen gibt, über dem Schlafplatz. Hierbei ist es wichtig, dass das Bett mit einem ausreichend großen Netz geschützt ist. Keinesfalls darf ein Körperteil das Netz berühren. Die Stechmücken werden diese Stellen finden und zustechen. Selbstverständlich muss darauf geachtet werden, dass keine Lücken übrig bleiben, durch die Moskitos hindurchschlüpfen könnten. Das Netz also zur Sicherheit unter die Matratze stopfen und beim Einsteigen den Reißverschluss möglicht schnell auf-

▼ Das Befestigen eines Moskitonetzes erfordert manchmal etwas Improvisationstalent

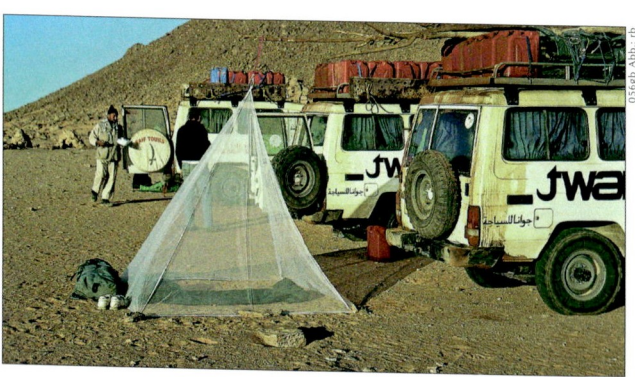

und wieder zumachen. Ein weiterer Vorteil bei der Verwendung von Moskitonetzen ist die Tatsache, dass man damit auch vor anderem Krabbelgetier und Ungeziefer gut geschützt ist.

Moskitonetze

Moskitonetze, die Stechmücken auch tatsächlich abwehren sollen, erwirbt man am besten im Fachhandel. Die Netze werden auf Reisen bisweilen arg strapaziert. Hier werden billige Netze, die eigentlich nur Dekorationszwecken dienen sollen, auf Dauer nicht mithalten können. Je nach Art der Reise, ob Hotelurlaub oder Outdoor-Expedition, hat man die Wahl zwischen den unterschiedlichsten Materialen und Formen. Das **optimale Netz** bietet ein kleines Packmaß, ist leicht, möglichst weich, resistent gegen Feuchtigkeit, verrottungsfest und gegenüber UV-Strahlung beständig.

Materialien
Moskitonetze bestehen meist aus den folgenden Materialien:
- Baumwolle
- Polyethylen
- Polyamid
- Polyester

Baumwollnetze bieten zwar wegen ihrer Fähigkeit, Feuchtigkeit aufzunehmen ein angenehmes „Raumklima", haben aber in feucht-heißer Umgebung das Problem nie richtig trocken zu werden. Sie setzen deshalb gerne Schimmel an, besonders wenn sie feucht eingepackt werden. Dies wird früher oder später zur Zerstörung des Stoffes führen. Gewicht und Umfang sind höher als bei Netzen aus **Kunststoff.** Deshalb eignen sich Moskitonetze aus Baumwolle wohl eher für den Indoor-Gebrauch.

Expositionsprophylaxe, Nahrungsmittelhygiene

Den Netzen aus Kunststoff macht Feuchtigkeit dagegen nicht so viel aus. Die Nässe, die ja beim Schlafen unter einem Netz mit der Atemluft reichlich entsteht, kann von den Fasern nicht aufgenommen werden. Besonders bei engmaschig gewebten Moskitonetzen staut sich die Feuchtigkeit unter dem Netz und sorgt somit für eine recht schwüle Atmosphäre.

Für den Gebrauch im Freien eignen sich Netze aus synthetischen Fasern am besten. Diese zeichnen sich zunächst durch eine gute Verrottungsfestigkeit aus. Im Gegensatz zu Polyethylen und Polyamid sind Moskitonetze aus **Polyester** gegenüber UV-Strahlung resistent, die Fasern werden also mit der Zeit nicht brüchig. Dies ist ein Vorteil in Regionen mit viel Sonnenschein. Dafür fühlt sich Polyester nicht ganz so weich an. Wer auf diese Eigenschaft Wert legt, sollte zu **Polyamid** greifen, auch wenn dieses Material auf Dauer nicht UV-beständig ist. **Polyethylen** ist das billigste Material, leider im Vergleich zu anderen Synthetikfasern auch das schwerste. Für Reisende mit Rucksack kann das durchaus ein Argument gegen Polyethylen sein.

Maschenweite

Man könnte nun auf die Idee kommen, Netze mit einer großen Maschenweite zu verwenden, um in schwülwarmer Luft angenehmer schlafen zu können. Hierbei muss aber bedacht werden, dass einige kleine krankheitsübertragende Insekten durchschlüpfen können und somit das Moskitonetz wenig Sinn macht.

Die Maschenweite bei Moskitonetzen wird in „Mesh per Squareinch", also Maschen pro Quadratinch angegeben. Ein Quadratinch entspricht 2,54 Quadratzentimeter. Je höher also die **Mesh-Zahl** ist, desto dichter ist das Netz gewebt, d. h., auch kleine Insekten passen nicht mehr hindurch.

Warum stechen Moskitos?

Es stechen ausschließlich weibliche Stechmücken. Diese benötigen das Blut und das darin enthaltene Eiweiß für die Fortpflanzung. Männliche Moskitos stechen nie.

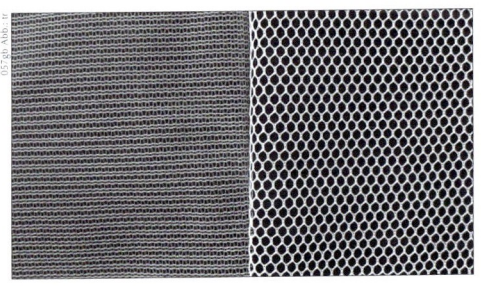

◀ Links Mesh-Zahl 1000, rechts 220

Während die Anophelesmücken (Malaria), Aedesmücken (Gelbfieber, Dengue, Chikungunya) und Culexmücken (Japanische Enzephalitis, Chikungunya, Rift-Valley-Fever) mit einer Körperlänge von 5 bis 10 mm relativ groß sind, messen Sandmücken, die Überträger der Leishmaniose und des Sandmückenfiebers, nur 2,5 mm und Gnitzen, Überträger von Wurmerkrankungen, nur 1 bis 4 mm. Will man sich nun auch vor Sandmücken schützen, sollte es ein Netz mit einer Mesh-Zahl von mindestens 600 sein. Um Malariamücken abzuwehren, reicht ein Netz mit einer Mesh-Zahl von 200 aus.

Imprägnierte Moskitonetze

Um die Schutzwirkung von Moskitonetzen weiter zu erhöhen, gibt es die Möglichkeit, die Netze mit chemischen Mitteln zu imprägnieren. Verwendet werden hier wie bei der Imprägnierung von Kleidung sog. **Pyrethroide** wie Permethrin, Deltamethrin oder Cyflutin. Seit Kurzem dürfen bereits fertig imprägnierte Moskitonetze auch in Deutschland verkauft werden. Diese werden von der Weltgesundheitsorganisation für Gebiete mit hohem Malariarisiko empfohlen. Die Imprägnierung ist dabei so ausgelegt, dass sie mindestens 20-mal waschen bei 40 °C aushält. In der Praxis dürfte die Imprägnierung also mehrere Jahre halten.

Expositionsprophylaxe, Nahrungsmittelhygiene

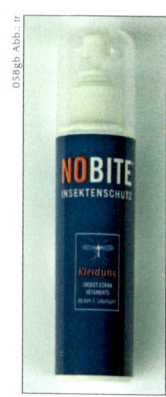

▲ *Momentan das einzige im Handel erhältliche Imprägniermittel: Nobite® Kleidung. Eignet sich auch für Moskitonetze*

Es gibt aber auch die Möglichkeit, sein Moskitonetz **selbst zu imprägnieren.** Das geht mit den im Fachhandel erhältlichen Mitteln sehr einfach. In einem Eimer wird das Präparat mit der empfohlenen Menge Leitungswasser vermischt, das Netz darf dann einige Zeit darin baden, anschließend wird es zum Trocknen aufgehängt. Die Haltbarkeit dieser Methode ist mit der von fertig imprägnierten Netzen vergleichbar.

Imprägniermittel sind eigentlich Nervengifte, die nur auf Kaltblüter wie Insekten wirken. Bei einer in aller Regel zeitlich begrenzten Anwendung ist für Menschen nicht mit einer **gesundheitlichen Gefährdung** zu rechnen. Trotzdem gibt es immer wieder vereinzelte Berichte, wonach die Imprägniermittel auch beim Menschen Schäden anrichten oder sogar Krebs auslösen können. Tatsache ist, dass in mehreren wissenschaftlichen Studien nachgewiesen wurde, dass imprägnierte Moskitonetze die Schutzwirkung gegenüber Insekten spürbar erhöhen. Die persönliche Meinung des Autors auf die Frage, ob imprägnierte Moskitonetze verwendet werden sollten, ist, dass der Rauch einer Zigarette wahrscheinlich weitaus schädlicher ist als der bei den meisten Reisenden doch zeitlich sehr begrenzte Aufenthalt unter einem Netz.

LLIN und ITN

Das sind Begriffe für unterschiedliche Arten einer Imprägnierung. LLIN heißt long lasting insecticide impregnated nets und steht für eine Norm der Weltgesundheitsorganisation, die von LLIN-Netzen eine Haltbarkeit der Imprägnierung von mindestens vier Jahren fordert.
ITN bedeutet insecticide treated nets. Die Imprägnierung dieser Moskitonetze muss nach einem halben Jahr oder nach der zweiten Wäsche erneuert werden.

Kasten oder Baldachinform

Grundsätzlich kann man zwei Formen unterscheiden: Die Kastenform und die Baldachin- oder Zeltform. Beide Arten haben Vor- als auch Nachteile.

Zeltförmige Moskitonetze haben fast immer eine sog. Einpunktaufhängung. Das Netz wird also nur an einer Stelle an der Decke oder an einem Ast befestigt. Dazu nimmt man am besten einen kleinen Haken mit, den man in die Zimmerdecke im Hotel drehen kann. Das geht einfach und schnell. Ein Sicherheitsabstand zum Deckenventilator sollte aber eingehalten werden. Der Nachteil der Baldachinform ist, dass die Wände schräg stehen. Das schränkt den Platz unter dem Netz ein. Zudem besteht die Gefahr, dass man nachts im Schlaf mit dem Körper eine Wand des Netzes berührt und gestochen wird.

Was kosten Moskitonetze?

So teuer sind robuste Moskitonetze für den Dauereinsatz eigentlich gar nicht. Je nach Größe und Form muss man mit einem Preis von 20 bis 50 Euro rechnen.

Die **Kastenform** hat den Vorteil, dass die Wände senkrecht stehen. Man hat im Vergleich zur Zeltform reichlich Platz und die Gefahr, das Netz im Schlaf zu berühren, ist geringer. Diese Netze müssen an mindestens vier Ecken aufgehängt werden, was ihre Verwendung im Freien ziemlich einschränkt. Auch im Hotel müssen erst vier Haken in die Decke geschraubt werden. Große Netze sollten zusätzlich noch an den Längsseiten befestigt werden, um ein Durchhängen zu vermeiden. Bei beiden Arten ist es unerlässlich, das untere Ende des Netzes unter die Matratze oder den Schlafsack zu stecken, um den Mücken sämtliche Wege nach innen zu versperren.

Dann gibt es noch einige **Spezialformen** mit eingenähtem Zeltboden oder mit Gestänge wie bei Kuppelzelten. Dieser Komfort geht aber zu Lasten von Gewicht und Packmaß.

Expositionsprophylaxe, Nahrungsmittelhygiene

133

Räucherspiralen

Räucherspiralen oder Moskitokerzen enthalten natürliche oder künstliche Pyrethroide mit dem Ziel, Insekten abzuwehren oder abzutöten. Die Spiralen, die auch **Moskito-Coils** genannt werden, bestehen aus spiralförmig gepresstem Holzpulver und dem Wirkstoff. Man zündet die Mückenspirale an einem Ende an, das Holzpulver beginnt zu glimmen und gibt mit dem Rauch den Wirkstoff frei. In erster Linie sind die Spiralen für den Gebrauch im Freien gedacht, der Wind sollte dabei aber nicht zu stark wehen. Bei einer Verwendung **in geschlossenen Räumen** muss auf eine ausreichende Belüftung geachtet werden. Der Geruch, den manche Räucherspiralen verbreiten, ist aber nicht jedermanns Sache und die **Inhaltsstoffe** können bei empfindlichen Personen durchaus Übelkeit oder Kopfschmerzen verursachen. Es gibt auch Mückenkerzen mit natürlichen ätherischen Ölen (z. B. Citronella), deren Schutzwirkung aber eher gering ist. Manche Tropenmediziner behaupten sogar, dass dadurch Mücken erst recht angelockt werden.

Räucherspiralen sind in den Reiseländern zwar weit verbreitet und sehr günstig zu erwerben, aller-

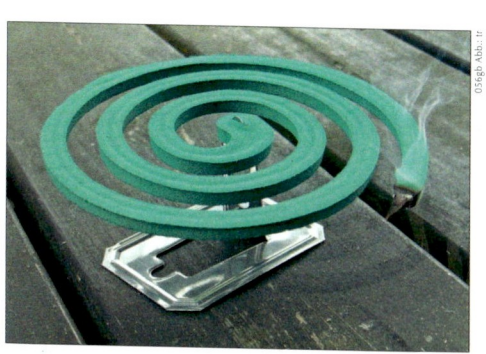

▶ *Mückenspirale*

dings weiß man nicht, ob das darin enthaltene Insektizid nicht doch gesundheitsschädlich ist. Die Moskitospiralen made in Germany enthalten die Substanz Allethrin, die als unbedenklich gilt.

Repellentien

Unter Repellentien versteht man Mückenschutzmittel, die auf die Haut aufgetragen werden, um die Stechmücken fernzuhalten. Es ist eine Vielzahl von unterschiedlichen Repellentien auf dem Markt erhältlich, einen sicheren Schutz bei gleichzeitig sehr guter Verträglichkeit und gesundheitlicher Unbedenklichkeit bieten wissenschaftlich nachgewiesen nur zwei Substanzen:

- Icaridin, z. B. in Autan®, Ballistol Stichfrei
- Diethyltoluamid (DEET), z. B. in Nobite®

Icaridin wird meist als 10%ige und 20%ige Lösung angeboten. Die höhere Konzentration wirkt dabei natürlich besser und länger. Es kann ab einem Lebensalter von zwei Jahren angewandt werden. Der Schutz hält je nach Hersteller zwischen vier und acht Stunden an. Der große Vorteil von Icaridin ist, dass es auch gegen Zecken wirkt. Die Wirkdauer beträgt dabei aber nur zwei bis vier Stunden.

DEET ist erst ab einem Lebensalter von acht Jahren zugelassen. Diese Substanz gibt es in vielen unterschiedlichen Konzentrationen von 10 % bis 50 %. In wissenschaftlichen Studien hat man festgestellt, dass es erst ab einer Konzentration von 27 % wirkt. Dann ist aber die schützende Wirkung noch etwas besser als bei Icaridin. Viele in Skandinavien erhältliche Insektenschutzmittel enthalten eine weniger als 25%ige DEET-Lösung. Man darf sich also nicht wundern, wenn viele Finnen über die Nutzlosigkeit von Repellentien klagen. Für Gebiete mit einem besonders hohen Malariarisiko sollte man gleich zu einer 50%igen Konzentration greifen. Der Nachteil von DEET: Es wirkt plastiklöslich und kann zu einer Gelbfärbung von synthetischen Textilien führen. Also Vorsicht bei Brillen mit Kunststoffgläsern, Armbanduhren und Kleidung aus Kunstfasern. Keinesfalls darf der Wirkstoff DEET mit dem hochtoxischen Insektizid **DDT** verwechselt werden. Das hat damit nichts zu tun.

Daneben gibt es noch eine Reihe **natürlicher Wirkstoffe** wie Pleuromutilinderivat (PMD), Eucalyptus oder Citronella, bei denen zwar in Studien eine Schutzwirkung ebenfalls nachgewiesen werden konnte, die aber mit wenigen Minuten bis maximal einer Stunde ziemlich kurz ist.

Wichtig bei der **Verwendung von Repellentien** ist, dass diese vollflächig auf die unbedeckte Haut aufgetragen werden. Nichts darf vergessen werden. Sowohl an die Ohren und die Nase denken, als auch die Hautstellen an den Ärmeln und den Hosenbeinen behandeln. Alle Insektenschutzmittel haben lediglich eine „Reichweite" von vier Zentimetern, d. h., dass unbehandelte Hautstellen, die weiter als vier Zentimeter von behandelten Stellen entfernt sind, nicht mehr geschützt sind. Die Stech-

Was kommt zuerst:
Sonnenschutzmittel oder Repellent?

Oft möchte man sich auch tagsüber bei Sonnenschein lästige Plagegeister vom Leib halten. Hier stellt sich die Frage, in welcher Reihenfolge Sonnenschutzmittel und Insektenschutzmittel aufgetragen werden müssen. Da die Repellentien ja durch die Abgabe eines abschreckenden Duftes wirken, würde beim Auftragen von Sonnenschutzmittel nach dem Insektenschutzmittel diese Duftentwicklung behindert. Also zuerst das Sonnenschutzmittel und dann das Repellent.

mücken werden die unbehandelten Stellen finden und zustechen. Nach dem Auftragen der Mittel verdunstet der Wirkstoff langsam über mehrere Stunden und bildet über der Haut eine für Insekten quasi übel riechende Duftschicht. Die Schutzwirkung hält ca. sechs bis acht Stunden an. Bei starkem Schwitzen oder mechanischem Abrieb muss das Repellent aber entsprechend häufiger aufgetragen werden. Einige Hersteller empfehlen, bei Temperaturen über 30 °C die Zeitabstände zwischen zwei Anwendungen zu halbieren.

Nahrungsmittel- und Trinkwasserhygiene

Grundsätzliches

„Cook it, peel it or forget it" – „koche es, schäle es oder vergiss es." Dieser alte Globetrotterspruch hat auch heutzutage noch Gültigkeit. Viele Krankheitserreger werden durch Lebensmittel oder Trinkwasser übertragen: Bakterien, Viren, Pilze oder Para-

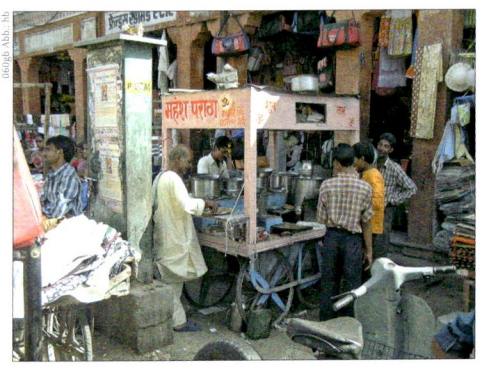

◀ *Garküche in Indien*

Expositionsprophylaxe, Nahrungsmittelhygiene

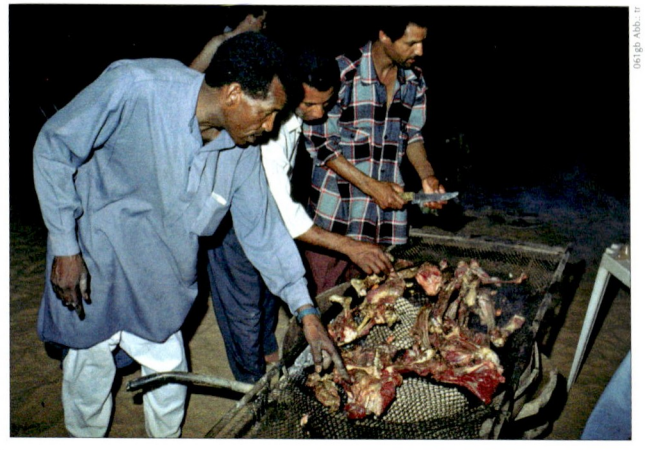

▲ Cook it, boil it, peel it or grill it

siten. Diese können dann Erkrankungen wie z. B. Hepatitis A, Typhus, Polio, Durchfall, Cholera, bakterielle Ruhr, Amöbenruhr oder Giardiasis verursachen.

In zahlreichen Reiseländern nimmt man es mit der **Lebensmittel- und Wasserhygiene** nicht so genau. Oft fehlen dafür die technischen Voraussetzungen wie Kühl- und Lagermöglichkeiten oder es mangelt bei der Energieversorgung. Gravierende Defizite gibt es in der Fäkalienentsorgung und der Trinkwassergewinnung aus oft verunreinigten Brunnen ohne jegliche Entkeimung oder Filtration. Existiert ein Leitungsnetz für Wasser und Abwasser, ist es nicht selten ziemlich veraltet. Zudem ist es in vielen Ländern durchaus üblich, dass Menschen und Tiere auf engstem Raum zusammenleben

Wie schon beim Schutz vor anderen Erkrankungen gilt hier in gleichem Maße, dass mit einfachen Maßnahmen und Verhaltensregeln die Wahrscheinlichkeit einer Erkrankung deutlich vermindert werden kann.

Verhaltensregeln

Mit einigen einfachen Regeln lässt sich das Risiko von Durchfall und anderen Erkrankungen minimieren:

- Nur in Flaschen abgefülltes Wasser oder industriell hergestellte Getränke trinken, dabei auf den Originalverschluss achten.
- Leitungs- oder Brunnenwasser abkochen, desinfizieren oder filtern.
- Kaffee oder Tee, mit kochendem Wasser zubereitet, ist meist unbedenklich.
- Kein Eis oder Eiswürfel.
- Nur gekochte, gebratene, gebackene oder gegrillte Speisen verzehren, die idealerweise auch noch heiß serviert werden.
- Vorsicht vor rohen, halbrohen oder nicht durchgegarten Speisen, insbesondere Vorsicht bei Meeresfrüchten (Muscheln sind oft ein Garant für eine Hepatitis-A-Infektion).
- Keine aufgewärmten Speisen.
- Vorsicht vor rohem Gemüse oder Salaten und allem, was am Boden wächst und mit Fäkalien gedüngt worden sein könnte.
- Gemüse und Obst, das geschält werden kann, ist meist unbedenklich, vorher aber gründlich waschen.
- Keine frische, nicht erhitzte Milch oder Rohmilchprodukte.

Warum bekommen Einheimische keinen Durchfall?

Auch sie leiden an Durchfallerkrankungen, aber nicht so oft wie Touristen. Von Kindesbeinen an muss sich ihr Immunsystem mit den Erregern auseinandersetzen und daraus entsteht im Laufe der Zeit eine gewisse Immunität gegenüber den Krankheitserregern, die den Touristen zu schaffen machen.

Beachtet man diese Regeln, hat man ganz gute Chancen einer Durchfallerkrankung oder anderen Infektion zu entgehen. Trotz aller Vorsicht wird es aber keine Garantie dafür geben, oftmals lässt sich

Expositionsprophylaxe, Nahrungsmittelhygiene

z. B. bei einer Einladung der Kontakt mit hygienisch möglicherweise bedenklichen Speisen und Getränke nicht vermeiden.

Desinfektion von Trinkwasser

Besonders bei selbstorganisierten Reisen, Abenteuer-, Rucksackoder Trekkingreisen ist man auf die Trinkwasserversorgung aus öffentlichen Wasserhähnen oder **Brunnen** angewiesen. Auch wenn das Wasser mit bloßem Auge betrachtet klar aussieht, kann sich darin eine Vielzahl von Krankheitserregern tummeln. Es gibt nun einige sehr zuverlässige und einfache Wege, das Wasser weitgehend keimfrei zu machen. Grundsätzlich muss dabei zwischen klarem und trübem Wasser unterschieden werden.

Entkeimung auf Basis von Silberionen und Chlor

▼ *Desinfektionsmittel gibt es in unterschiedlichen Konfektionierungen*

Diese Mittel dürfen und können nur **bei klarem Wasser** angewandt werden. Im Fachhandel sind von mehreren Herstellern zahlreiche Produkte erhältlich, die sich in Konfektion, Dosierung und Inhaltsstoffen unterscheiden. Die wohl bekanntesten Marken sind Micropur® und Certisil®.

Es gibt Entkeimungsmittel, die nur Silberionen enthalten, und Mittel mit einer Kombination aus Silber und Chlor, die eine keimhemmende und keimabtötende Wirkung haben.

Silberionen sind geschmacksneutral und toxikologisch völlig unbedenklich. Sie entfalten ihre

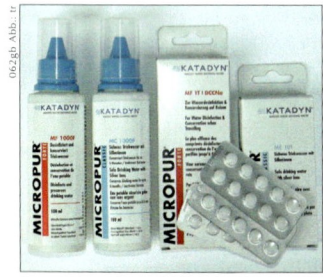

Wirkung aber erst nach einigen Stunden. Man kann das damit behandelte Wasser nicht sofort trinken, sondern muss eine Wartezeit von etwa zwei Stunden einkalkulieren. Dafür hält die Wirkung länger an, nach Angabe der Hersteller ist bei der Anwendung von Silberionen das Trinkwasser bis zu sechs Monate vor einer Neuverkeimung geschützt. Wichtig zu wissen: Silberionen töten Krankheitserreger nur in geringem Umfang ab. In erster Linie hemmen sie nur die Vermehrung. Deshalb ist der Begriff „Entkeimungsmittel" eigentlich nicht ganz richtig. Mittel auf Silberionenbasis eignen sich also hauptsächlich dafür, bereits überwiegend sauberes und unbelastetes Wasser haltbar zu machen. Sollte die Wasserqualität irgendwelche Zweifel aufkommen lassen, ist die Verwendung von Chlor sicherer.

Chlor ist nicht ganz geschmacksneutral, empfindliche Personen können mit leichten Reizerscheinungen darauf reagieren. Der Chloranteil bietet jedoch eine erhöhte Sicherheit hinsichtlich der Entkeimung, da die Krankheitserreger ja abgetötet werden. Präparate mit Chlor entfalten ihre Wirkung bereits binnen 15 bis 30 Minuten. Somit ist die Einwirkzeit relativ kurz und das Wasser kann bald getrunken werden. Chlorpräparate werden meist in Kombination mit Silberionen angeboten. Da die Wirkung des Chlors nur wenige Stunden anhält, macht man sich den über Monate anhaltenden Schutz der Silberionen in Kombinationspräparaten vor einer Wiederverkeimung zunutze.

Auch mit **Jod,** das wie Chlor zu den Halogenen zählt, ist eine Trinkwasserentkeimung möglich. Verwendung findet Jod v. a. noch in angloamerikanischen Ländern. Jod hat aber zwei wesentliche Nachteile: Zum einen sorgt es für einen sehr unangenehmen Geschmack des damit behandelten Trinkwassers, zum anderen besteht bei längerfristigem Gebrauch ein gesundheitliches Risiko hin-

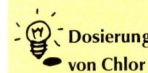

Dosierung von Chlor

Manche Hersteller empfehlen bei sehr verdächtigem oder sicher kontaminiertem Wasser die Dosis des Chlorpräparats zu verdoppeln.

Expositionsprophylaxe, Nahrungsmittelhygiene

sichtlich einer durch die erhöhte Jodaufnahme verursachten Schilddrüsenüberfunktion.

Dann gibt es noch eine Reihe von anderen Entkeimungsmethoden wie z. B. **Chlorgas, Ozon** oder Bestrahlung mit **UV-Licht.** Diese sind aber für den Reisenden nicht praktikabel bzw. zu aufwendig. Der Gebrauch von Mitteln auf Silber- oder Chlor-/Silberionenbasis ist einfach, sicher und kostengünstig.

Wasserfiltration

Europäische Trinkwasserverordnung

Nach der europäischen Trinkwasserverordnung darf Trinkwasser maximal 100 Keime pro Milliliter enthalten, hierunter dürfen sich keine Kolibakterien oder Enterokokken befinden.

Besonders bei nicht ganz klarem oder gar trübem Wasser, wo ja die Wirkung von chemischen Entkeimungsmitteln stark eingeschränkt ist, hat sich der Gebrauch von Wasserfiltern seit vielen Jahren bewährt. Das **Wirkprinzip** beruht darauf, dass das Wasser eine oder mehrere Filterstufen mit sehr kleinen Poren durchläuft, in denen die Krankheitserreger hängen bleiben.

Je nach Material unterscheidet man folgende Filterelemente:

- Keramik
- Glasfaser
- Kunststoffe
- Aktivkohle

Ersatz für die Aktivkohle

Ersatz-Aktivkohle von den Filterherstellern ist nicht gerade billig. Wesentlich günstiger erhält man Aktivkohle in Zoofachgeschäften. Dort wird diese für Filteranlagen von Aquarien verkauft. Man sollte dabei auf eine etwa ähnliche Körnung der Kohle achten.

Filter aus **Keramik oder Glasfaser** haben sehr kleine Poren in der Größe von 0,2 oder 0,3 Mikron, das entspricht einem Durchmesser von 0,0002 oder 0,0003 Millimetern. Fast alle Bakterien und alle Parasiten sind größer und können das Filterelement somit nicht passieren. Für Viren gilt, dass auch sie ab einer Größe von ca. 0,2 Mikron hängen bleiben. Da es nun aber auch kleinere Vi-

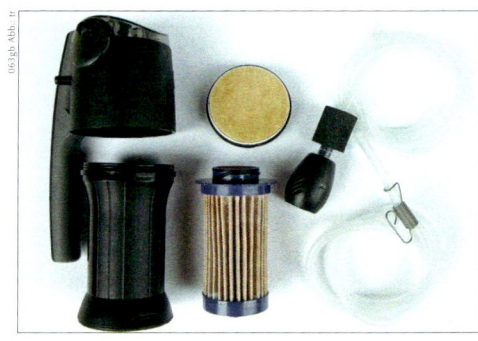

Zerlegter Wasserfilter nach Gebrauch mit Glasfaserfilter und Keramikscheibe

ren gibt, sollte das filtrierte Wasser, das nun klar ist, aus Sicherheitsgründen anschließend noch mit chemischen Entkeimungsmitteln behandelt werden.

Der große Vorteil von Wasserfiltern ist neben der Möglichkeit, trübes Wasser genießbar zu machen, die Auswechselbarkeit der Filterelemente. Keramikfilter können sogar mehrmals durch einfaches Auswaschen gereinigt und regeneriert werden. Je nach Wasserverschmutzung und Filtermodell halten die Elemente bei den Taschenfiltern meist einen Wasserdurchsatz von 1000 bis 50.000 Litern durch, ehe sie gewechselt werden müssen.

Im Wasser fühlen sich nicht nur Krankheitserreger wohl, sondern es befinden sich darin oft auch unangenehme Geschmacksstoffe, Schwermetalle oder Reste von Schädlingsbekämpfungsmitteln. Diese können durch Keramik- oder Glasfaserfilter nicht entfernt werden. Einige der im Fachhandel erhältlichen Filter haben zusätzlich ein Filterelement aus **Aktivkohle.** Die chemischen Verunreinigungen werden einfach an die Aktivkohle gebunden. Das Aktivkohle-Filterelement muss je nach Filtermodell und Verschmutzungsgrad ebenfalls regelmäßig ausgetauscht werden, in der Regel bereits nach 100 bis 400 Litern.

Expositionsprophylaxe, Nahrungsmittelhygiene

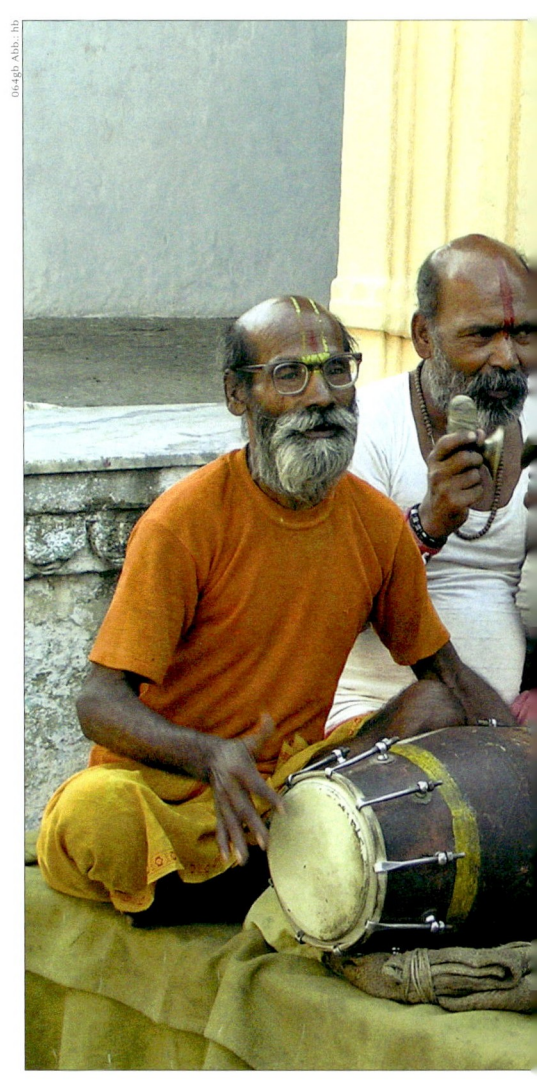

064gb Abb. hb

▶ *Straßenmusi-*
kanten in Indien

Anhang

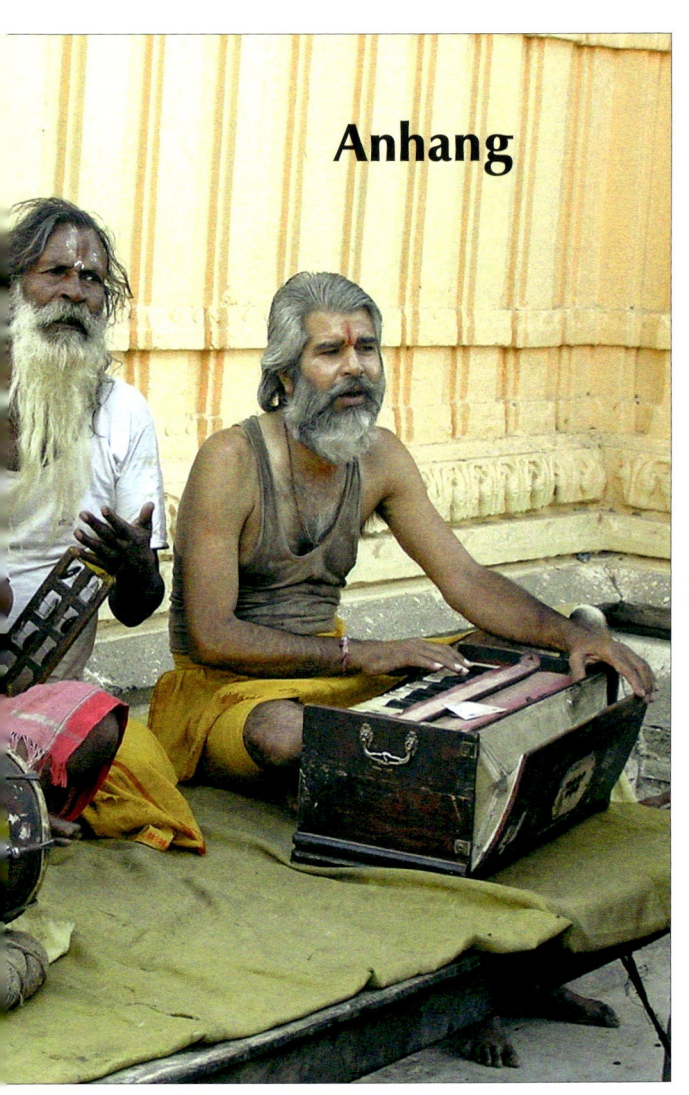

Reisekrankenversicherung

Die **gesetzlichen Krankenkassen** kommen in der Regel nur für ärztliche Behandlungen in Deutschland auf. Mit Ländern der Europäischen Union wurde aber ein Sozialversicherungsabkommen geschlossen, das eine kostenfreie Behandlung von gesetzlich Krankenversicherten gewährleisten soll.

Um ambulante und stationäre Therapie in diesen Ländern in Anspruch nehmen zu können, benötigt der Patient die **Europäische Versicherungskarte,** die von den jeweiligen Kranken- bzw. Gesundheitskassen ausgestellt wird. Den früher üblichen Auslandskrankenschein gibt es seit Januar 2005 nicht mehr. Die Möglichkeit einer kostenlosen Behandlung, wie sie Standard in Deutschland ist, ist oft nur theoretisch gegeben. Trotz eines Sozialversicherungsabkommens wird die Europäische Krankenversicherungskarte nicht überall anerkannt und der Patient muss die Behandlung ganz oder teilweise zunächst aus eigener Tasche bezahlen. Er kann nach seiner Rückkehr aber versuchen, die angefallenen Kosten von seiner gesetzlichen Krankenkasse erstattet zu bekommen.

Ähnlich verhält es sich mit nicht zur Europäischen Union gehörenden Ländern. Bei Reisen in die folgenden Länder stellen die Krankenkassen eine sog. **Anspruchsbescheinigung** aus, mit der ebenso eine kostenfreie Behandlung theoretisch möglich ist.

- Island ●Liechtenstein ●Kroatien ●Marokko
- Mazedonien ●Norwegen ●Schweiz ●Serbien
- Montenegro ●Türkei ●Tunesien

Dann gibt es noch Länder, mit denen ein gesondertes **bilaterales Sozialversicherungsabkommen** vereinbart wurde. Der Patient muss in jedem Fall die Behandlung zunächst einmal selbst bezahlen, die anfallenden Behandlungs- und Therapiekosten werden aber von den gesetzlichen Kassen zurückerstattet, allerdings nur in Höhe der in Deutschland üblichen Summen. Das bedeutet, dass der Patient einen Teil der Kosten aus eigener Tasche bezahlen muss. Zu diesen Ländern gehören:

- Bosnien-Herzegowina ● Bulgarien ● Chile
- China ● Israel ● Japan ● Kanada ● Südkorea
- USA

Für diese Länder gilt: Grundsätzlich haben gesetzlich Krankenversicherte nur einen Anspruch auf Behandlung in Einrichtungen des jeweiligen staatlichen Gesundheitswesens. Oftmals ist der dort gebotene medizinische Standard bei Weitem nicht auf dem Niveau des deutschen Gesundheitswesens. Für die Behandlung bei wesentlich besser ausgestatteten Privatärzten und in Privatkliniken wiederum müssen die Kassen keine Kosten übernehmen.

In allen anderen Ländern besteht keine Leistungspflicht der Krankenkassen. Um bei akuten Erkrankungen oder Unfällen nicht in finanzielle Nöte zu geraten, ist der Abschluss einer **privaten Reisekrankenversicherung** nahezu unumgänglich. Diese gibt es bei vielen Versicherungsgesellschaften schon für wenige Euro im Jahr.

Äußerst wichtig ist bei Abschluss einer Reisekrankenversicherung das Kleingedruckte. Der Leistungsumfang hinsichtlich der Kostenerstattung ist bei fast allen Versicherungsgesellschaften ähnlich. Jedoch muss zwischen einer ausschließlichen Auslandskrankenversicherung und einer Auslandskrankenversicherung mit **Beistandsleistungen** unterschieden werden. Diese Beistandsleistungen besagen, dass der Patient sich an eine Notrufzentrale wenden kann, die Hilfestellung bei der Arzt- und Krankenhaussuche gibt und organisatorische Dinge regelt. In Ländern, deren Sprache man nicht beherrscht, ein nicht zu unterschätzender Vorteil.

Anhang

Aufpassen muss man auch bei der Kostenübernahme eines evtl. in Frage kommenden **Krankenrücktransports.** In den Vertragstexten wird zwischen „medizinisch notwendig" und „medizinisch sinnvoll" unterschieden. Ein Krankenrücktransport ins Heimatland ist eigentlich immer medizinisch sinnvoll, ob er auch medizinisch notwendig ist, wird nicht selten erst Jahre später vor Gericht entschieden.

Beachten muss man ferner, dass bei Auslandskrankenversicherungen eine Leistungspflicht des Versicherers **bei vorbestehenden Erkrankungen** meist ausgeschlossen ist. Das kann unangenehme finanzielle Folgen haben, wenn z. B. bei einer Diabeteserkrankung eine Behandlung im Ausland wegen eines Unterzuckers notwendig wird

Die Reiseapotheke

Neben persönlichen Medikamenten, die in ausreichender Menge mitgenommen werden müssen, hängt die Ausstattung einer Reiseapotheke ganz von Art, Dauer und Reiseziel ab. Über die Notwendigkeit und den Umfang spezieller Medikamente sollte mit dem Reisemediziner gesprochen werden. Die folgende Auflistung einer Reiseapotheke ist nur als Vorschlag und Hilfestellung zu verstehen, je nach den individuellen Bedürfnissen können oder müssen noch Ergänzungen gemacht werden. Angegeben ist der chemische Name, in Klammern steht der Handelsname als Beispiel.

- Schmerzmittel: z. B. Acetylsalicylsäure (ASS, Aspirin®), Paracetamol (ben-u-ron®), Ibuprofen (Aktren®), Diclofenac (Voltaren®) oder Metamizol (Novalgin®)
- Mittel gegen Fieber: z. B. Paracetamol (ben-u-ron®), Metamizol (Novalgin®)

- Abschwellende Nasentropfen: Xylometazolin (Otriven®, Nasivin®)
- Mittel bei Augenentzündungen: Tetryzolin (Yxin®, Berberil®)
- Mittel gegen Ohrenentzündungen: Phenazon und Procain-HCl (Otalgan®)
- Mittel gegen Juckreiz und Insektenstiche: Dimetinden (Fenistil®), Clemastin (Tavegil®)
- Kortisonhaltige Salbe: Triamcinolonacetonid (Kortikoid-ratiopharm® Salbe)
- Durchfallmittel: Loperamid (Imodium®, Lopedium®), Tanninalbuminat und Ethacridinlactat-Monohydrat (Tannacomp®)
- Mittel gegen Übelkeit und Erbrechen: Metoclopramid (Paspertin®, Gastrosil®)
- Mittel gegen Übelkeit, Schwindel, Seekrankheit: Dimenhydrinat (Vomex®)
- Mittel zum Mineralstoffausgleich bei Durchfall: Oral Rehydration Solution (Elotrans®, Santalyt®)
- Antibiotika: Ciprofloxacin (Ciprobay®), Doxycyclin
- Antibiotikahaltige Salben: Neomycinsulfat (Nebacetin® Salbe)
- Hautdesinfektionsmittel: Octenidinhydrochlorid (Octenisept®), Povidon-Jod (PVP-Jod-ratiopharm®)

Vorsicht bei ASS, Aspirin®

Acetylsalicylsäure ist nicht nur ein Schmerzmittel, es wird auch zur Blutverdünnung eingesetzt. Die Substanz hemmt das Verkleben der Blutplättchen (Thrombozyten). Das macht man sich bei der Vorbeugung von Schlaganfall und Herzinfarkt zunutze. Viele Virusinfektionen (z. B. Dengue) oder auch die Malaria führen zu einer deutlichen Reduzierung der Anzahl an Blutplättchen im Blut. Alleine das kann schon zu Blutungen führen. Würde man nun im Anfangsstadium eines Virusinfekts gegen die Beschwerden Acetylsalicylsäure einnehmen, besteht die nicht unerhebliche Gefahr des Auftretens von schweren inneren Blutungen, da die verminderten Blutplättchen zusätzliche noch in ihrer Funktion hinsichtlich der Blutgerinnung beeinflusst werden. Aus diesem Grund sollte der Wirkstoff Acetylsalicylsäure besser nicht bei unklaren fieberhaften Infekten eingenommen werden.

Anhang

Neben diesen Medikamenten schadet es nicht, noch weitere Hilfsmittel und medizinische Ausrüstung dabeizuhaben. Dazu gehören:

- Verbände, Bandagen, Wundauflagen, Wundverschlussstreifen und Pflaster in unterschiedlichen Größen
- Spritzen, Kanülen, Venenverweilkanülen und Infusionssysteme, je nach Reiseland
- Pinzette, Splitterpinzette und Zeckenzange
- Kleider- und Verbandsschere
- Skalpell, Nahtmaterial und Schere bei unzureichender medizinischer Infrastruktur
- Fieberthermometer
- Modellierbare Schiene bei Verrenkungen, Verstauchungen oder Frakturen
- Flächendesinfektionsmittel

▼ Beispiel für ein mehrsprachiges Attest

Viele Medikamente sollten zwar nur bei Zimmertemperatur gelagert werden, jedoch hat sich in Untersuchungen gezeigt, dass über einen kurzen Zeitraum auch höhere Temperaturen bis 30 °C oder sogar 40 °C toleriert werden. Probleme könnte es mit Medikamenten und erst recht bei Spritzen und Kanülen am Zoll geben. Hier besteht aber die Möglichkeit, sich vom Hausarzt ein Attest über den persönlichen Bedarf an Medikamenten, Spritzen und Kanülen ausstellen zu lassen.

ÄRZTLICHE BESCHEINIGUNG - HEALTH CERTIFICATE
CERTIFICAT MÉDICAL - CERTIFICADO DE SALUD

Name – Name – Nom - Apellido

Geburtsort - Place of Birth - Lieu de Naissance – Lugar de Nacimiento

Geburtsdatum - Date of Birth - Date de Naissance - Fecha de Nacimiento

Reisepass – Passport – Passeport - Passporte

Hiermit wird bescheinigt, dass die mitgeführten medizinischen Ausrüstungsgegenstände für den persönlichen Gebrauch des Reisenden im Falle einer Erkrankung, eines Unfalls oder sonstigen Notfalls bestimmt sind.

This is to certify that the above traveller has been supplied with this medical equipment for personal use only in case of illness, accident or emergency.

Ceci est pour certifier que le voyageur cidessus a été fourni avec du materiel médical pour usage personnel seulement dans l'eventualité de maladie, d'accident ou d'urgence.

Esta es para certificar que al viajero nombrado más arriba, se le ha suministrado con este equipo médico para uso personal solamente en caso de enfermedad, accidente o emergencia.

Datum – Date – Date – Data   Unterschrift – Signature – Signature - Assinatura

Nützliche Internetadressen

Reisemedizinische Informationen, Ärzteliste, Länderinformationen

- **www.bctropen.de,** Berliner Centrum für Reise- und Tropenmedizin und reisemedizinische Beratungspraxen in Deutschland
- **www.fit-for-travel.de,** Seiten des Tropeninstituts der Universität München
- **www.crm.de,** Centrum für Reisemedizin Düsseldorf
- **www.dtg.org,** Deutsche Tropenmedizinische Gesellschaft
- **www.frm-web.de,** Forum Reisemedizin München
- **www.travelmed.de,** TravelMed Reisen und Gesundheit
- **www.auswaertiges-amt.de,** Infoseiten des Bundesministeriums des Auswärtigen
- **www.who.org,** Weltgesundheitsorganisation
- **www.rki.de,** Robert-Koch-Institut
- **www.cdc.gov,** Centers for Disease Control and Prevention, USA
- **www.gesundes-kind.de,** Infos über Kinder und Schwangerschaft
- **www.reisevorsorge.de,** Institut für medizinische Information Freiburg
- **www.tropenmedicus.de,** Tropeninstitut Berlin

Fachhändler mit Artikeln zum Gesundheitsschutz auf Reisen

- **www.brettschneider.de,** Moskitonetze und Insektenschutz
- **www.medidar.de,** Gesundheitsschutzprodukte für die Reise
- **www.tropenshop.de,** Moskitonetze, Insektenschutz, Wasserentkeimung etc.

Anhang

- **www.katadyn.ch,** Hersteller von Wasserfiltern und Entkeimungsmitteln
- **www.certisil.de,** Hersteller von Wasserentkeimungsmitteln
- **www.lauche-maas.com,** Expeditionsausrüster
- **www.daerr.de,** Expeditionsausrüster
- **www.globetrotter.de,** Globetrotterausrüster
- **www.woick.de,** Globetrotterausrüster
- **www.tropex.de,** Expeditions- und Reiseausrüstung
- **www.tropilog.de,** Medizinische Ausstattung für Fern- und Tropenreisen
- **www.ruhstorfer.de,** Medizinische Ausrüstung für die Gesundheit auf Reise, Fernreise und Expedition

Medizinische Seminare für Fernreisende

- **www.outdoor-medical.de,** Kursangebote zur Vermittlung von medizinischen Kenntnissen und praktischen Fertigkeiten für Fernreisen und Expeditionen

Gesund und sicher unterwegs

Dr. Bruce-M. Dürfeld
Prof. Dr. Eckard Rickels

Selbstdiagnose und Behandlung unterwegs

Der Selbsthilfe-Ratgeber auf
Reisen: Medizinische Befragung
und Befund, Diagnose und Therapie
anhand der Symptome mithilfe
von Leitdiagrammen, Notfall und
Reanimation …

Reto Kuster

Was kriecht und krabbelt in den Tropen?

Tropische Gifttiere und Plagegeister
im Steckbrief, Giftigkeit und Gefahren,
Zwischenfälle vermeiden, Hilfe bei
Bissen und Stichen

Matthias Faermann

Schutz vor Gewalt und Kriminalität unterwegs

Gewalttaten vorbeugen, Verhalten bei
Verkehrsunfall, Überfällen, Diebstahl
und Geiselnahme, Notwehr und
Selbsthilfe, Waffen
zur Selbstverteidigung

Alle Titel: 160 Seiten, Taschenformat,
robuste Ausstattung, Register

REISE KNOW-HOW Verlag, Bielefeld

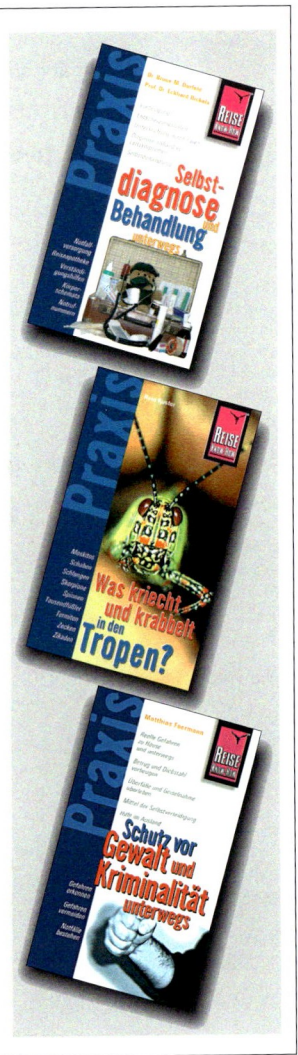

Anhang

Die Reiseführer auf einen Blick

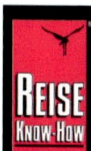

Reisehandbücher
Urlaubshandbücher
Reisesachbücher, Praxis
PANORAMA, Edition RKH

REISE KNOW-HOW

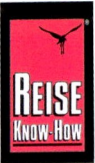

Anhang

Praxis, KulturSchock

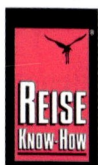

KulturSchock

Register

Anhang

Anhang

Der Autor

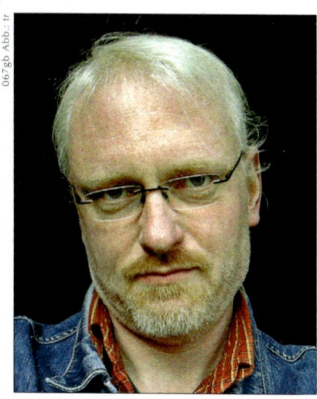

Thomas Ruhstorfer, geb. 1968, ist Praktischer Arzt und Notfallmediziner. Er arbeitet freiberuflich als selbstständiger Notarzt an mehreren Notarztstandorten in Bayern.

Nach dem Abitur führte ihn die erste größere Reise zwei Monate lang alleine mit dem Rucksack nach Griechenland und in die Türkei. Kurz darauf durchquerte er auf dem Motorrad die Sahara.

Während vieler folgender Reisen entwickelte sich die Reisemedizin zu seinem Hobby, er belegte Kurse an tropenmedizinischen Instituten. Seit 2006 besitzt er die Zulassung als Gelbfieberimpfstelle. 2007 gründete er zusammen mit seiner Frau das Unternehmen „ruhstorfer – Medizinische Ausrüstung für Reise, Fernreise und Expedition".